Josef Maria Rau · Was Homöopathie ist und wie sie wirkt

Vorbeugen und Heilen mit der Natur, nicht gegen sie!

Michael Anderson, Heilpraktiker
Güsse, Bäder, Packungen, Wickel. Hausmittel und Kneippkuren wirken besser, länger, ohne Nebenwirkungen. 3. Auflage. ISBN 3-0350-5066-X

Mark Barker, Psychotherapeut und Personalcoach
Denke nach und werde schlank! So erreichen Sie Ihre Ziele – ohne Zwangsdiät. Für immer! 3. Auflage. ISBN 3-0350-3003-0

Dr. med. O. Buchinger/Dr. med. A. Buchinger, leitende Ärzte Buchinger-Klinik
Das heilende Fasten. So stärken Sie Ihr Wohlbefinden durch die Buchinger-Fastenkur 15. Auflage ISBN 3-0350-5015-5

Harald Hosch, Heilpraktiker
Gesund durch Entsäuerung. Das Säure-Basen-Gleichgewicht wiederherstellen und erhalten: Regenerationskur nach Dr. F. X. Mayr. 21. Auflage! ISBN 3-0350-5023-6

Dr. med. Christa Keding, Ärztin und Kinesiologin
Gesund durch analytische Kinesiologie. Der Muskeltest als Brücke zu ganzheitlicher Heilung. 5. Auflage. ISBN 3-0350-5019-8
Gesund durch psychologische Kinesiologie. Die Kraft der Psyche als Tür zur Heilung. 5. Auflage. ISBN 3-0350-5022-8

Sebastian Kneipp, heilkundiger Pfarrer
Pfarrer Kneipps Hausapotheke. Kräuter, Tees, Tinkturen, Öle und Pulver aus des Herrgotts Garten. 3. Auflage dieser Neuausgabe. ISBN 3-0350-5056-2
Pfarrer Kneipps Wasserkur. Körperliche und seelische Regeneration mit der »Kneippkur«. 2. Auflage dieser Neuausgabe. ISBN 3-0350-5055-4

Gerhard Leibold, Heilpraktiker und Buchautor
Bandscheiben- und Rückenschmerzen. Ursachen, Vorbeugung, Schmerzbekämpfung und sanfte Therapie. 2. Auflage. ISBN 3-0350-5038-4
Pollenallergie, Heuschnupfen, Asthma & Co. Ganzheitlich wirksamer Schutz des Immunsystems. 3. Auflage. ISBN 3-0350-5068-6

Paul Mohr, Heilpraktiker und Buchautor
Sauerstofftherapien. Die gesunde Art, Energie zu tanken. 6. Auflage. ISBN 3-0350-5029-5

Gesundheit geht uns über alles:
Bücher von Oesch und Jopp in Ihrer Buchhandlung, Versand- und Internetbuchhandlung
Aktuelle Programm-Informationen unter:
www.joppverlag.ch

Josef Maria Rau

Was Homöopathie ist und wie sie wirkt

Heilen nach einem bewährten Naturgesetz

Jopp
Oesch

8., neugestaltete Auflage 2005

Umschlagbild: © INCOLOR®-Bildagentur, Zürich
Druck- und Bindung: Legoprint S.p.A., Lavis (TN)
Printed in Italy

ISBN 3-0350-5054-6

Gern senden wir Ihnen unser Verlagsverzeichnis:
Oesch Verlag, Jungholzstraße 28, CH-8050 Zürich
E-Mail: info@oeschverlag.ch

Unser Buchprogramm finden Sie im Internet unter:
www.oeschverlag.ch

Inhaltsverzeichnis

Vorwort 7

Samuel Hahnemann 10
Der Weg zum Arzt 10
Die Ähnlichkeitsregel 14
Die Homöopathie bewährt sich in der Praxis 17
Hahnemann in Paris 22

Ähnlichkeitsgesetz 26
Der Chinarindenversuch 26
Was war passiert? 27
Die Wirkungsweise der Allopathie 28
So wirkt die Homöopathie 29
Ein Erlebnis Constantin Herings 30

Arzneimittelprüfung 32

Die Lebenskraft 38

Potenzierung 43

Anamnese 48
Zeit für den Patienten 48
Fragen des Behandlers 50
Grenzen der Anamnese 57
Die Bedeutung der Diagnose 58
Beispiel einer knappen Anamnese 62

Warum werden wir krank? 64
Krankheit – ein Ausdruck des ganzen Menschen 64
Die sogenannten akuten Krankheiten 69

Die sogenannten chronischen Krankheiten 74
Chronische Krankheit, ein Ergebnis miasmatischer Belastung . 76

Wie findet der Homöopath das Simile, die heilende Arznei? 81
Die Kunst, das richtige Mittel zu finden 81
Akut oder chronisch – das ist hier die Frage 83
Welche Symptome sind für die Mittelwahl wichtig? 85
Das Kentsche Repertorium 91
Kein Fall gleicht dem anderen 94
Die Wahl der Potenz und der Dosis 94

Heilungsvorgang 97
Die sanfte Heilung 97
Das Auftauchen alter Symptome 102
Die Reaktion auf das Mittel, der Weg zur Heilung 103
Was stört die Mittelwirkung? 106

Abschließende Gedanken 110

Fallbeispiele 114

Anmerkungen 120

Register 121

Vorwort

In diesem Buch wird Ihnen gezeigt, was klassische Homöopathie ist und wie sie wirkt.

Wie wunderbar sie wirken kann, möchte ich gleich an einem Beispiel aufzeigen: Eine Patientin betritt an einem Mittwochmorgen die Praxis und klagt über starke Schmerzen im Bereich der rechten Schulter. Begonnen hatte das Ganze etwa vor 2 Monaten mit Schmerzen in den Oberschenkeln, die jedoch am nächsten Tag wieder verschwanden. Nach etwa 2 Wochen traten Schmerzen in der linken Schulter auf, dann im rechten Knie, den Handgelenken, dem linken Knie und nun in der rechten Schulter. Diese Schmerzen sind nun so schlimm, daß ihr davon übel wird. Die Tränen stehen ihr in den Augen, und in den vergangenen Nächten war an Schlaf nicht zu denken. Die geringste Bewegung, kaum von außen sichtbar, verschlimmert das Leiden ebenso wie jede Erschütterung.

Nach Aufnahme des ganzen Falles nimmt die Patientin von dem verordneten homöopathischen Mittel jeweils nur 3 Tropfen am Nachmittag und am frühen Abend ein. Schon am gleichen Abend ist sie so gut wie schmerzfrei, die restlichen Beschwerden verschwinden am nächsten Tag, um nur noch einmal, in abgeschwächter Form, aufzutauchen. Seit einem Jahr nun ist die Patientin beschwerdefrei.

Ein Wunder? Ein Einzelfall? Nein, sondern dieser Heilung liegt die konsequente Anwendung der klassischen Homöopathie zugrunde. Diese Heilmethode soll nun näher erklärt werden. Das ist vor allem wichtig in einer Zeit, in der die Menschen zwar immer älter, jedoch auch immer kränker werden und die steigenden Krankenkassenbeiträge ein Dokument sind für die rapide Zunahme der chronischen Krankheiten, ohne daß ein Ende abzusehen wäre.

Der Grund für diese Entwicklung liegt vor allem darin, daß sowohl die Schulmedizin als auch die Naturheilkunde seit jeher ihr Ziel darin sehen, Beschwerden zu vertreiben, indem sie Gegensätzliches mit Gegensätzlichem unterdrücken. Wer schlecht schläft, bekommt ein Schlafmittel, sei es nun biologisch oder chemisch, wer Kopfschmerzen hat, ein Kopfschmerzmittel, wer Durchfall hat, ein Mittel, das stopfend wirkt usw., ohne daß der Mensch als Ganzes Berücksichtigung fände nach dem Motto: Aus der Sicht, aus dem Sinn. Ob dann bei der Therapie diese oder jene Methode Anwendung findet, dieses oder jenes Mittel verschrieben wird, ist abhängig von der jeweiligen Lehrmeinung, die, ähnlich der Mode, einem steten Wandel unterworfen ist.

Die klassische Homöopathie im Sinne Samuel Hahnemanns ist frei von jeder Lehrmeinung, frei von Patentrezepten und weiß um die Begriffe *Krankheit und Gesundheit.* Sie basiert – darin besteht wohl der wesentliche Unterschied zur klassischen Medizin – auf einem Naturgesetz, dem sogenannten Ähnlichkeitsprinzip: *Similia similibus curentur* oder: *Ähnliches wird durch Ähnliches geheilt.*

Wie der Homöopath dieses ähnliche Heilmittel für den Patienten findet und welche Voraussetzungen dafür nötig sind, davon handelt dieses Buch.

Warum aber, so werden Sie fragen, ist diese geniale Therapie, die so schnell, sanft und dauerhaft die Gesundheit wiederherzustellen vermag, so wenig verbreitet?

Einer der Gründe mag sein, daß es sich bei dieser Form der Behandlung nicht um eine Methode handelt, die schnell zu erlernen wäre. Im Gegenteil, Homöopath kann nur werden, sei er nun Arzt oder Heilpraktiker, wer sich mit ganzer Kraft dieser Idee widmet. Ein Beruf also, der noch Berufung voraussetzt.

Ein 2. Argument, das der Verbreitung der Homöopathie entgegensteht, ist die Tatsache, daß meist viel Zeit nötig ist, um das für den jeweiligen Fall passende Mittel zu finden. Denn es geht darum, die Krankheit bis ins Detail und den Menschen als Ganzes zu erfassen, nur dann kann das ähnlichste Mittel, das Simile, verordnet werden. Wer dagegen glaubt, sich an Patentrezepte halten zu können oder dieses oder jenes Mittel verordnet, weil er damit schon gute Erfahrungen hatte, vergibt die Chance, je ein guter Homöopath zu werden.

Ein weiteres Hindernis für die Homöopathie ist das Geld. Zum einen ist der Behandler, der versucht, jeden Menschen als Individualität zu sehen, in seiner Patientenzahl beschränkt. Er kann nicht 80 Patienten am Tag behandeln, denn das sogenannte Simile zu finden, ist eine Kunst. Zum anderen sind die Umsätze, die die Apotheken und die Pharmaindustrie mit homöopathischen Mitteln erzielen, gering.

Um ihnen bewußt zu machen, wie billig die Homöopathie ist, möchte ich kurz auf den anfangs erwähnten Fall zurückkommen. Die Patientin war, ehe sie zu mir kam, bereits bei 2 Vorbehandlern. Es wurden Blut- und neurologische Untersuchungen durchgeführt und verschiedene Therapien angewandt – ohne Erfolg. Die vorgeschlagene Kortisontherapie hatte sie glücklicherweise abgelehnt. Die Kosten betrugen hierbei insgesamt DM 2800,–, während die anschließende, erfolgreiche homöopathische Behandlung, einschließlich Medikament, lediglich DM 245,– (1987) kostete.

Auch unter diesem Gesichtspunkt ist es verständlich, daß die Homöopathie immer wieder bekämpft, ja verboten wurde, denn unser Gesundheitssystem könnte sich einen derartigen Umsatzrückgang gar nicht »leisten«.

In diesem Buch werde ich auf den wissenschaftlichen Nachweis der Wirkungsweise der Homöopathie eingehen und anhand von vielen Fällen zeigen, was die Homöopathie zu heilen in der Lage ist. Ferner wird dem Patienten gezeigt, was ihn beim Behandler erwartet, wie das Heilmittel gefunden wird und wie die Heilung geschieht.

Beginnen möchte ich jedoch mit einer Lebensbeschreibung Samuel Hahnemanns, dem Begründer der Homöopathie, dem medizinischen Genie, das seiner Zeit so weit voraus war.

Samuel Hahnemann

Der Weg zum Arzt

1755 in Meißen geboren

Christian Friedrich Samuel Hahnemann wurde am 10. April 1755 in Meißen geboren. »El sol de Meißen«, die Sonne von Meißen, lautet deshalb der Titel einer der beiden in Spanien erscheinenden homöopathischen Zeitschriften. Im Gegensatz zu seinem Zeitgenossen Goethe, dem er im Geiste eng verwandt war, entstammte er einfachen Verhältnissen.

Sein Vater, ein Porzellanmaler, gab ihm ein hohes humanistisches Ideal mit auf den Weg. Dieses Ideal sollte zum Zentrum seines Schaffens, zum Mittelpunkt der Homöopathie werden, indem »der ›Gesunde‹ im tiefsten Sinne ... zur zentralen Größe der Arzneifindung« wird.

Selbständig denken

Sein Vater vermittelte ihm aber auch noch eine weitere Qualität, die wie keine andere Grundlage seines Lebenswerks wurde: die Fähigkeit, selbständig zu denken. Immer wieder stellte der Vater dem Sohn Fragen, über die dieser dann nachzudenken hatte, immer mehr entfaltete sich dadurch die Fähigkeit – wie es in einer autobiographischen Aufzeichnung heißt –, »beim Lernen und Hören nie der leidende Teil zu sein«.

Leider fehlten jedoch dem Vater die finanziellen Mittel, um dem Sohn eine akademische Ausbildung zu ermöglichen, denn auch die Porzellanindustrie Meißens stand im Schatten des Siebenjährigen Kriegs.

Lehre in einer Materialwarenhandlung

Die Lehre in einer Materialwarenhandlung jedoch, die der Vater für seinen Sohn aussuchte, stand in krassem Gegensatz zu den Fähigkeiten des jungen Hahnemann. Dieser, des eigenen Denkens fähig, brannte seinem Lehrherrn durch und folgte seinem geliebten Magister Müller, der sich des Jungen auch schon auf der Meißener Stadtschule angenommen hatte, auf die sächsische Landesschule St. Afra, die in der Nähe der Meißener Burg lag. Er, der begabte Schüler, mußte »nur diejenigen Unterrichtsstunden besuchen, die ihm Neues bieten«.

St. Afra

Ein Leben lang wird er dem Wahlspruch dieser Schule verbunden bleiben: »Aude sapere« oder »Wage, weise zu sein«.

Universität Leipzig

Von St. Afra ging Hahnemann an die medizinische Fakultät der Universität Leipzig. Auch hier fand sich ein Förderer, durch dessen Einfluß dem mittellosen Studenten die Kolleggelder erlassen wurden. Hahnemann besuchte hier wie in St. Afra nur die Vorlesungen, die ihm sinnvoll erschienen.

Sprachunterricht und Übersetzertätigkeiten

Seinen Lebensunterhalt verdiente er sich durch Sprachunterricht und Übersetzertätigkeiten, wobei ihm sein enormes Sprachtalent zur Hilfe kam.

Der Unterricht an der Universität entsprach jedoch aus zweierlei Gründen nicht dem, was Hahnemann suchte. Zum einen war der Universität keine Krankenanstalt für den klinischen Unterricht angeschlossen, so daß keinerlei praktische Erfahrungen gesammelt werden konnten. Außerdem wurde ihm bewußt, daß der Arzneifindung kein ehernes Gesetz zugrunde lag, sondern daß diese ähnlich einem Lotteriespiel abhängig war von der jeweils herrschenden Theorie und der subjektiven Erfahrung des Praktikers.

Arzneifindung war Lotteriespiel

Ähnlich wie heute löste eine Lehrmeinung die andere ab, kamen und gingen Theorien, den jeweiligen Machtstrukturen folgend. Einmal läßt man zur Ader, dann wieder nicht, dem Brownsianismus, dem Verordnen starker und stärkster Drogen, folgte der therapeutische Nihilismus, in dessen Epoche man dem Körper fast vollkommen die Heilung überließ, der Arzt gleichsam zum Zuschauer wurde.

Damals wie heute ist wissenschaftlich, was der herrschenden Theorie entspricht, unwissenschaftlich, was der herrschenden Lehrmeinung widerspricht, auch dann, wenn der Patient gesund wird.

Für den Arzt gibt es damit nur 2 Möglichkeiten: Entweder er schenkt der jeweils herrschenden Theorie Glaube und unterwirft sich damit dem steten Wandel der Ansichten, oder er stützt sich auf seine eigenen Erfahrungen. Letzteres mag auf den ersten Blick sinnvoller erscheinen, hat jedoch – genauer durchdacht – auch keine Berechtigung. Denn die eigenen Erfahrungen sind immer schon allein zahlenmäßig beschränkt, so daß man sich doch wieder auf die Erfahrungen anderer, ob man es nun will oder nicht, verlassen muß, d. h., sich wieder einer fremden Autorität unterstellt.

Hahnemann, der sich keiner fremden Autorität unterstellen wollte, wußte, daß der Medizin ein Gesetz fehlte, das dem Behandler erlaubt, unabhängig von der jeweiligen Lehrmeinung das heilende Agens zu finden.

Universität Wien

Von Leipzig enttäuscht, ging Hahnemann an die Universität nach Wien. Auch hier fand er, gleich dem »Magister Müller in Meißen« und dem »Bergrat Pörner in Leipzig« wieder einen ihn väterlich unterstützenden Freund. Diesmal war es der Leibarzt von Quarin selbst, der sich des jungen Studenten annahm und ihn förderte.

Förderer von Quarin

Rückblickend wird Hahnemann später bekennen: »Dem großen praktischen Genie, dem Leibarzt von Quarin, verdanke ich, was Arzt an mir genannt werden kann. ... Er zeichnete mich aus, liebte und lehrte mich, als wenn ich der Einzige und Erste seiner Schüler in Wien und mehr noch gewesen wäre, und alles dies, ohne je von mir Vergeltung erwarten zu können.«[1]

Um Honorare betrogen

Dieses »Glück« jedoch fand ein jähes Ende, denn Hahnemann, der noch immer von seiner ehemaligen Übersetzertätigkeit in Leipzig lebte, wurde um Honorare betrogen, die ihm zustanden. Er, der Betrogene, mußte Wien verlassen, verschwieg jedoch Namen und Umstände und nannte das Ganze »einen schlimmen Spaß, der ihm gespielt wurde«.

Gerade in dieser Begebenheit jedoch wird sich später, wie so oft in seinem Leben, die waltende Hand des Schicksals zeigen, »die höhere Schicksalsführung, die er nicht müde wird, zu preisen«. Quarin, der von seiner Notlage erfuhr, vermittelte ihm eine Stelle als Hausarzt und Bibliothekar des Statthalters von Siebenbürgen, Baron von Bruckenthal. Hier lernte er eine Krankheit kennen, die er weder in Leipzig noch in Wien hätte studieren können: das Wechselfieber.

Hausarzt und Bibliothekar in Siebenbürgen

Die Kenntnis dieser Krankheit, ihres Verlaufs, ihrer Heilungsphasen, wird es ihm viele Jahre später ermöglichen, den Grundstein für die Homöopathie zu legen. So wird – betrachtet man einen längeren Zeitraum – das harte Schicksal zur glücklichen Fügung, der Übel-Täter, der ihn um den verdienten Lohn brachte, zum Wohl-Täter.

Im Frühjahr 1779 ging Hahnemann zurück nach Deutschland, um an der Universität Erlangen sein Doktorexamen abzulegen.

Doktorexamen in Erlangen

Der junge Arzt ließ sich in der kleinen sächsischen Bergarbeiterstadt Hettstedt nieder und begann mit Veröffentlichungen, in denen sich schon wesentliche Charakteristika seines Denkens zeigten. So war er bereit, von jedem zu lernen, und heilte, angeregt durch den Rat einer einfachen Frau, 2 Fälle von Veitstanz durch die Anwendung warmer Halbbäder, was der damaligen Lehrmeinung übrigens entgegenstand. Zum anderen legte er in seinen weiteren Veröffentlichungen Wert auf diätetische und hygienische Maßnahmen.

Arzt in Hettstedt

In Dessau, seiner nächsten Station, lernte Hahnemann Henriette Küchler kennen, die er 1 Jahr später heiratete. Ihnen und der wachsenden Schar der Kinder standen zwei Jahrzehnte bevor, die durch häufige Umzüge gekennzeichnet waren. Immer wieder zwang ihn das Schicksal auf die Reise, wurde ihm die bürgerliche Sicherheit verwehrt, nach der er sich so sehnte. So wurde er z. B. nicht zum Nachfolger des Stadtphysikus Wagner von Dresden ernannt, dessen Freund er war, »obwohl er im ersten Dresdner Jahr als stellvertreten-

Heirat mit Henriette Küchler

Ruhelosigkeit

der Stadtarzt an den Krankenhäusern mit Fleiß und bestem Können tätig gewesen war, obwohl sein Ruf als Gelehrter den der übrigen Dresdner Ärzte überragte.«[2]

Steter Wechsel der Orte, rastloses Arbeiten, Veröffentlichungen zu den verschiedensten Themen und Belastungen für die Familie, die das erträgliche Maß bei weitem überschritten, kennzeichneten diese Zeit, welche darüber hinaus durch einen tiefgreifenden Entschluß geprägt wurde.

Aufgabe des Arztberufs

Er, der Heimatlose, wagte aufs neue, weise zu sein, und gab, enttäuscht durch die Medizin der alten Schule, seine Tätigkeit als Arzt auf. Viele Jahre später schrieb er hierzu: »Auf diese Art ein Mörder oder ein Verschlimmerer des Lebens meiner Menschenbrüder zu werden, war mir der fürchterlichste Gedanke, so fürchterlich und ruhestörend für mich, daß ich in den ersten Jahren meines Ehelebens die Praxis ganz aufgab und fast keinen Menschen ärztlich behandelte, um nicht noch mehr zu schaden und bloß – wie sie wissen – mich mit Chemie und Schriftstellerei beschäftigte.«

Diese Zeit, die als die dunkelste, die leidvollste in seinem Leben bezeichnet werden kann, gebar aber auch die Homöopathie.

Die Ähnlichkeitsregel

Übersetzung der Materia Medica

Als Hahnemann im Jahr 1790 die *Materia Medica* des berühmten Arztes William Cullen übersetzte, versah er die Übersetzung wieder mit eigenen Anmerkungen, blieb beim Lesen nicht der leidende Teil.

Der Ansicht Cullens, der die heilende Wirkung der Chinarinde auf deren magenanregende Wirkung zurückführte, stand er kritisch gegenüber und machte

Chinarindenversuch

etwas Ungewöhnliches: Er erprobte die Arzneimittelwirkung, wie schon der berühmte Arzt Galen, an sich selbst. Er nahm die Chinarinde ein, um deren Wirkung am eigenen Leib erfahren zu können. Das Ergebnis war verblüffend. Die Chinarinde erzeugte in ihm Symptome, die er vom Wechselfieber her kannte, ja, die ganze Symptomatik des Wechselfiebers tauchte in ihm auf, um nach einiger Zeit wieder zu verschwinden. Jede weitere Gabe erzeugte diese Symptome von neuem.

Konsequenz

Die Konsequenz, die sich für ihn daraus ergab, war eindeutig: Nicht weil sie den Magen tonisiert, heilt die Chinarinde das Wechselfieber, sondern deshalb, weil sie bei einem Gesunden Symptome erzeugen kann, die dem Wechselfieber ähnlich sind, denn: Ähnliches heilt Ähnliches.

Ähnliches heilt Ähnliches

Der nächste Schritt war damit vorgegeben: Es ging darum, möglichst viele Arzneien an Gesunden zu testen und die dabei auftretenden Symptome so detailliert wie möglich zu erfassen.

Kunstkrankheit

Dieser sogenannten *Kunstkrankheit,* d.h. den bei einem Gesunden durch eine Arznei erzeugten Symptome, waren dann die zu heilenden Krankheiten gegenüberzustellen. Eine Krankheit kann damit durch jene Arznei geheilt werden, die bei einem Gesunden eine dieser Krankheit ähnliche Erscheinungsreihe der Symptome hervorruft. Oder mit anderen Worten: Leidet jemand an Kopfschmerzen, die nur bei Wetterwechsel auftreten, und werden diese Schmerzen sowohl durch Schlaf als auch durch kalte Umschläge gebessert, so wird der Patient durch jenes Mittel geheilt, welches genau die gleichen Symptome bei einem Gesunden erzeugt.

Phosphor wäre in diesem Fall das Heilmittel, denn er erzeugt folgende Symptome bei einem Gesunden: Kopfschmerzen bei Wetterwechsel, Besserung durch Schlaf und kalte Umschläge.

Fundamentales Heilgesetz

Hahnemann hatte damit das fundamentale Heilgesetz entdeckt:

> Ähnliches wird durch Ähnliches geheilt oder Similia similibus curentur.

Arzneimittelprüfung

An die Stelle der Spekulation wie bei Cullen trat nun der wissenschaftliche Versuch, die *Arzneimittelprüfung*.

Gefahr des Schweinefleischs erkannt

Hahnemann erkannte zu dieser Zeit auch den Schaden, der durch übermäßigen Fleischgenuß, vor allem durch Schweinefleisch, entsteht und wies – lange vor Entdeckung der Vitamine – darauf hin, daß man Gemüse nicht totkochen dürfe. Ferner vertrat er revolutionäre Ansichten in der psychiatrischen Therapie. In einer Zeit, in der die Narren in sogenannten Narrentürmen zur Schau gestellt wurden, an Ketten gefesselt, der allgemeinen Belustigung in Jahrmarktmanier preisgegeben waren, forderte er »reifes Nachdenken, gütliche Zuredungen und neuartige körperliche und seelische Behandlungsweisen«. Daß es sich hierbei nicht nur um ein Theoretisieren handelte, sondern dieses für damalige Verhältnisse so ungewohnte Verhalten Erfolg hat, zeigte sich alsbald.

Kanzleirat Klockenbring

Hahnemann heilte, was Aufsehen erregte, den Geheimen Kanzleirat Klockenbring. Wer aber so gut zu heilen vermag, der erregt Aufsehen, wer Aufsehen erregt, der ist der Kritik, vor allem seiner Standeskollegen, preisgegeben. Hahnemann, dem Menschenwürde, Gerechtigkeit und Ehrlichkeit wichtiger waren als Diplomatie, beschwörte jedoch noch eine weitere »Wetterwand« herauf.

Angriff auf den Leibarzt des Kaisers

Als Kaiser Leopold II. von Österreich starb, griff er öffentlich im »Anzeiger« dessen Leibarzt Lagusius an und beschuldigte ihn, daß er den Kaiser, obwohl dadurch keine Besserung erreicht wurde, immer wieder zur Ader gelassen habe, bezweifelt seine Diagnose und »wirft ihm Unehrlichkeit bei der Abfassung des Krankenberichts vor und Verlassen des ärztlichen Wachpostens, als der Tod des Monarchen eintrat«.[3] Seine Kritik, die in der Sache zutraf, des rechten Tons wie so oft jedoch ermangelte, ließ man Hahnemann und vor allem die Homöopathie büßen, weit über seinen Tod hinaus.

In der nun folgenden Zeit führte Hahnemann mit

sich, mit seiner Familie und mit Ärzten, die sich ihm anschlossen, unzählige Arzneimittelprüfungen durch. Er begann, wieder als Arzt tätig zu sein, wobei seine Erfolge seine Erwartungen bei weitem übertrafen.

Arzneimittelprüfungen am eigenen Leib

1796 veröffentlichte er seine Erkenntnisse über diese neue Art des Heilens und der Arzneimittelfindung unter dem Titel: »Versuch über ein neues Prinzip zur Auffindung der Heilkräfte der Arzneisubstanzen, nebst einigen Blicken auf die bisherigen.«[4]

Veröffentlichung der Ergebnisse

Die Homöopathie bewährt sich in der Praxis

Seine Heilmethode, die er später Homöopathie nannte, stand der Allopathie gegenüber und war dieser, das bestätigte sich in der Praxis, in ihren Heilerfolgen weit überlegen. Während die Allopathie gegensinnig zu heilen versucht, der Krankheit, der Natur, entgegenwirkt, bei Verstopfung ein Durchfallmittel verordnet, eine zu starke Magensäure durch ein chemisches Mittel abpuffert, wirkt die Homöopathie mitsinnig und heilt. Das homöopathische Mittel, das ähnlichste Mittel, ist in der Lage, z. B. eine Migräne für immer auszuheilen, während das allopathische Migränemittel bei jedem Anfall aufs neue wiederholt werden muß, meist in steigenden Dosen, den Körper immer mehr vergiftend, ohne je heilen zu können.

Überlegene Heilerfolge

Torgau, die nächste Station Hahnemanns, wurde für längere Zeit zum Wohnsitz, endlich kehrte ein wenig Ruhe in die Familie ein. Eine erfolgreiche Praxis und weitere Veröffentlichungen, immer mehr auch im »Hufeland-Journal« – Hufeland bezeichnete ihn einmal als einen der vorzüglichsten Ärzte Deutschlands – kennzeichneten diese Zeit. Hahnemann sprach nun von seinen Mitteln als »dynamisch wirkende Arzneien« und unterschied sie damit eindeutig von den stofflich wirkenden, chemischen Arzneien der Allopathie.

Ruhe in Torgau

Veröffentlichungen im Hufeland-Journal

Dynamisch wirkende Arzneien

Organon der rationellen Heilkunde

1810 erschien das *Organon der rationellen Heilkunde*, die »Bibel der Homöopathie«, in seiner 1. Auflage. In diesem Werk wird in 291 Paragraphen bis ins Detail festgelegt, wie der Homöopath in jedem Einzelfall das Simile finden kann und worauf er dabei zu achten hat. Wer weiß, wie schwer es in manchen Fällen ist, das Simile zu finden, versteht, daß die weiteren Auflagen den Titel *Organon der Heilkunst* trugen und damit zeigten, daß der Arzt oder Heilpraktiker zum Heilkünstler werden muß, daß Wissen allein nicht ausreicht.

Organon der Heilkunst

Der Chirurg Erwin Blos schreibt in seinem Buch »Hahnemann, der Begründer der Kolloidalchemie« hierzu: »Homöopathisch kunstgerecht zu behandeln im reinen Sinne Hahnemanns, stellt eine ärztliche Höchstleistung dar, die nur aus einem langen, mühevollen und tiefschürfenden Studium der Sache hervorgehen kann. Chirurgie zum Beispiel zu erlernen und zu verstehen, ist dagegen ein Kinderspiel; das sage ich Ihnen aus meiner Erfahrung als praktischer Arzt und Chirurg.«

Professor in Leipzig

1811 zog Hahnemann mit seiner Familie nach Leipzig, um dort den Lehrstuhl für Homöopathie an der Universität zu übernehmen. Er eröffnete eine Praxis, die gut florierte, und scharte eine Gruppe interessierter Schüler um sich. Doch nur ein kleiner Teil war bereit, ihm zu »folgen«, dem Rest waren die Mühen zu groß.

Typhusepidemie

Als im Herbst 1813 die Truppen Napoleons vor den Toren Leipzigs standen, brach Typhus aus. »Der Typhus zeigt in seiner epidemischen Ausprägung ein so typisches Gesicht, daß er bei jedem Kranken fast dieselbe Symptomengesamtheit hervorbringt. Starke und bösartige Epidemien überrennen gleichsam alles Individuelle der Befallenen und vergewaltigen es zu einem recht gleichförmigen Krankheitsbild. Das erste Stadium der Typhusepidemie von 1813 entspricht in seinen Symptomen denen der geprüften Arzneien (Bryonia) und Rhus toxicodendron (Giftsumach), das zweite Stadium dem Hyoscyamus (Bilsenkraut). Hahnemann richtet seine Behandlungsweise dementsprechend ein und legt sie in einer kleinen Schrift nieder, die 1814 erscheint. Von 180 Typhuskranken stirbt ihm nur ein einziger, sehr alter. Ein Erfolg, der sich sehen lassen kann und den Glanz des Ruhms mehrt.«[5]

Wachsender Neid

Wenn sich der Ruhm, der Erfolg mehrt, dann wächst auch der Neid. Vor allem die Apotheker Leipzigs waren von Hahnemanns Wirken direkt betroffen, da dieser seine Arzneien selbst herstellte und den Kranken mitgab. Sie verdienten nichts an ihm, und er schadete durch seine Erfolge auch noch den anderen Ärzten, die durch ihre zwar wenig wirksamen, aber teuren Arzneigemische die Kassen der Apotheken füllten. Die Apotheker reichten deshalb im Dezember 1819 eine Klage gegen Hahnemann ein, worauf ihm das Gericht das Selbstdispensierrecht entzog. Wie so oft in der Geschichte der Menschheit war nicht entscheidend, was dem Menschen am meisten nützt, sondern was die Pfründe, was die Macht der Etablierten sichert.

Entzug des Selbstdispensierrechts

Verbot der Homöopathie in Österreich

Im gleichen Jahr wurde in Österreich die Homöopathie verboten, zum Schutze der Allopathie, obwohl des Kaisers oberster Heerführer Fürst Schwarzenberg sich zu Hahnemann in Behandlung begab. Dieses Verbot blieb auch noch unter Fürst Metternich bestehen, »mit dem Erfolg allerdings, daß mehr und mehr Menschen der Umgebung Metternichs ihr gesundheitliches Heil bei der Homöopathie suchen und finden, zuletzt seine Gattin.«

Aufenthalt in Köthen

Im Juni 1821 ging Hahnemann nach Köthen, wo ihm der dortige Herzog Ferdinand von Anhalt-Köthen das Selbstdispensierrecht zusicherte. Der Aufenthalt in Köthen, dem Ort, an dem später einer der berühmtesten und erfolgreichsten Homöopathen, »der ehemalige Postsekretär Sanitätsrat Dr. Arthur Lutze«, wirken sollte, war gekennzeichnet durch zwei neue Ideen Hahnemanns: Er begann damit, potenzierte Arzneien zu verwenden, und entwickelt die sogenannte Psoralehre. Damit zog er einen eindeutigen Trennstrich zwischen der klassischen Homöopathie und der *Bastardhomöopathie,* die allopathisches und homöopathi-

Potenzierte Arneien

Psoralehre

Bastardhomöopathie

schen Denken vermengt und auch heute noch in Deutschland weit verbreitet ist. Die Verwendung potenzierter Arzneien unterstreicht den energetischen Charakter der Arzneien, die Psoralehre hilft, das Wesen chronischer Krankheiten besser zu verstehen und sie zu heilen.

Hahnemann genoß das bürgerliche Dasein in Köthen, die täglichen Spaziergänge, die abendlichen Gespräche und vor allem seine Lieblingsliteratur, Konfuzius. Diese beschauliche Ruhe wurde jäh unterbrochen, als am 31. März 1830 seine Frau Henriette an einer bösartigen Lebergeschwulst stirbt und noch im gleichen Jahr auch der ihm stets Protektion gewährende Herzog Ferdinand. Dessen Nachfolger Herzog Heinrich, der unter dem Einfluß seiner allopathischen Gegner stand, wollte ihm das Selbstdispensierrecht entziehen, da kam Hahnemann die Cholera »zu Hilfe«. Er, der geniale Arzt, erwies sich auch der Cholera gewachsen und gab seine Arznei kostenlos an die Kranken ab. Der Erfolg war »so großartig, daß man sich sogar seitens amtlicher Sanitätskommissionen an Hahnemann wendet.«[6]

Cholera

Trotz dieser Erfolge oder vielleicht gerade deshalb wurde der Einfluß auf Herzog Heinrich immer massiver, bis dieser dann dem erfolgreichen und selbstlosen Arzt verbot, seine Arzneien an die Kranken abzugeben.

Bittbrief an den Herzog

Hahnemann, erschüttert, schrieb an den Herzog: »Es ergeht daher an Ew. Herzogl. Durchlaucht die unterthänigste Bitte, mir gnädigst zu gestatten, während des kleinen Restes meiner Tage noch so viel Gutes meinen hülflosen Menschen anthun zu dürfen, als meine Befugniß mir zugesteht, und mir daher ferner zu erlauben, die mich um meine Hülfe gegen die drohende asiatische Pest bittenden Bürger und Einwohner mit den von mir erfundenen und sich überall einzig heilsam bewährenden, specifischen Schutz- und Heilmitteln unentgeltlich versorgen und mir die Freude machen zu dürfen, meine Mitbürger aus augenscheinlicher Gefahr des Todes gerettet zu haben.« Der Bitte wird stattgegeben.

Auch in Österreich wurde – trotz des Verbots – die Cholera an manchen Orten nach Hahnemanns Anweisungen ebenfalls mit großem Erfolg behandelt. Die Konsequenzen waren zweierlei: noch mehr Patienten und noch mehr Feinde, die ihm den Erfolg nicht gönnten.

Wachsende Arbeit

Trotz der Unterstützung eines Arztes, der ihm zur Seite stand, nahm die Arbeit, wie aus einem Brief an seinen Freund und Kollegen Bönninghausen zu sehen ist, immer mehr zu. »Nicht eine freie Stunde zum Spazierengehen kann ich abmüßigen, und muß mich dieserhalb mit meinem kleinen Gärtchen am Hause begnügen. Noch habe ich keine von den 1000 Nachtigallen vor dem Tore gehört! ... Bedauern Sie mich! Ich weiß mir nicht mehr zu helfen, und ein Wunder Gottes ists, daß ich bisher noch so aushielt.«[7]

Verwässerung der Homöopathie

In Leipzig jedoch entwickelte sich die Homöopathie nicht zum besten. Die »Allgemeine Homöopathische Zeitung«, die 1832 in Leipzig gegründet wurde, wollte eine Brücke zur Allopathie schlagen und verriet dabei wesentliche Grundsätze der klassischen Homöopathie Hahnemanns. Die Leitung des homöopathischen Krankenhauses, dessen Gründung bevorstand, lag in den Händen des Arztes Dr. Moritz Müller, der geschickt, anpassungsfähig und kompromißbereit, mehr seinem eigenen weltlichen Erfolg als den Ideen der klassischen Homöopathie verbunden war. Kein Garant also für die Reinheit der Homöopathie.

Ein Wort an die Leipziger Halbhomöopathen

Hahnemann, der seine Idee in Gefahr sah, nahm in einem Aufsatz im »Leipziger Tagblatt« zu dieser Problematik Stellung. Die Überschrift schon, »Ein Wort an die Leipziger Halbhomöopathen«, zeigt, mit welcher Schärfe er diese Entwicklung angriff. Ob dieser wegen seiner Heftigkeit zum Teil der Zensur zum Opfer gefallene Artikel der Sache nützte oder nicht, mag umstritten sein: Aufhalten konnte er die Entwicklung nicht.

Homöopathisches Krankenhaus in Leipzig

Das Krankenhaus wurde 1833 gegründet, sicherlich zum Schaden der Homöopathie. Im gleichen Jahr wurde Hahnemann zum Ehrenmitglied der allopathischen Ärzte Amerikas gewählt – wohlgemerkt nicht der homöopathischen, sondern der allopathischen. Verlassen von einem Teil seiner Schüler, geehrt von seinen Gegnern, eine verrückte Welt.

Hahnemann in Paris

1834 suchte eine Patientin aus Paris Hahnemann auf. Bald geheilt von ihrem Leiden, war sie von der Homöopathie fasziniert. Immer wieder traf sie sich mit ihm, und gemeisames Interesse an der Heilkunst, ließ lange Gespräche entstehen. Der Herr Hofrat Hahnemann hatte auf einmal Zeit, und nach einigen Monaten passierte das Unfaßbare. »Der Achtzigjährige heiratet eine Frau, die seine Tochter, ja seine Enkelin sein könnte, der Deutsche eine Französin, der Protestant eine Katholikin, der Liebende eine Liebende.«[8]

Erneute Heirat

Schon bald stand es fest: Hahnemann wird Deutschland verlassen, um mit seiner jungen Frau nach Paris zu ziehen. Das letzte Kapitel seines Lebens begann, und es wurde das erfolgreichste. In Paris erwartete ihn keine Bastardhomöopathie, sondern klassische Homöopathie im reinsten Sinne Hahnemanns, enthusiastisch war der Empfang. Ein Versuch der allopathischen Ärzte mit dem Ziel, ihm die Ausübung der Heilkunde zu verbieten, scheiterte: Der Gesundheitsminister, der Hahnemann als »Gelehrten von großem Verdienst« bezeichnete, lehnet den Antrag ab. Dem Wirken des »Meisters« stand nichts mehr entgegen.

Begeisterter Empfang in Paris

Praxis und Poliklinik

Obwohl die Praxisarbeit ins Unvorstellbare stieg, richtete Hahnemann noch eine Poliklinik ein, in der die Armen umsonst behandelt wurden. Ergänzt wurde diese Arbeit durch Hausbesuche, so daß er selten vor Mitternacht nach Hause kam. Wie Hahnemann sich

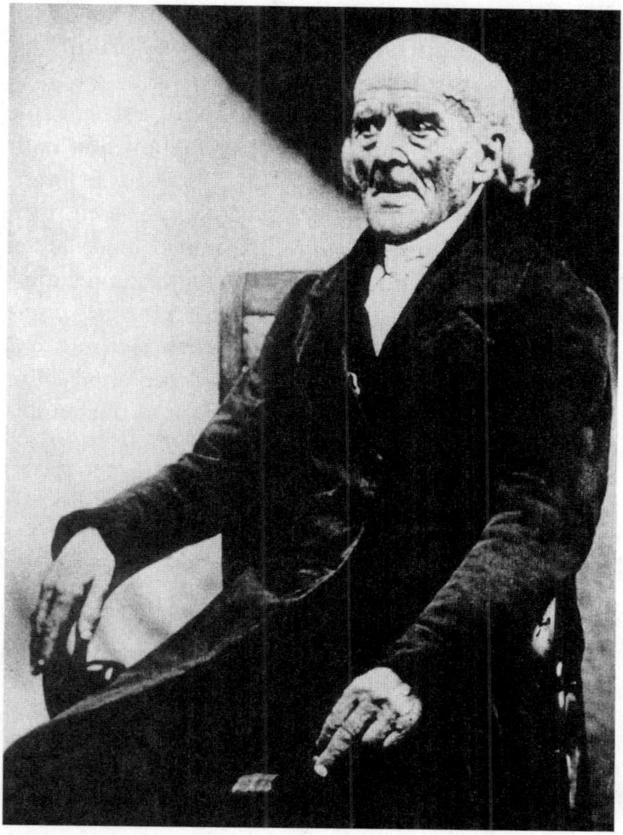

Samuel Hahnemann in Paris, 1841

trotz der großen Praxis um jeden einzelnen Fall kümmerte, soll anhand eines gut dokumentierten Falles gezeigt werden:

Beispiel für das Wirken Hahnemanns

»Die vierjährige Tochter des Ehepaares Legrouve liegt im Sterben, der zugezogene Arzt vom Hotel Dieu hat das Kind aufgeben müssen. Eltern und Freunde sitzen am Bett. Ein junger Maler ist geholt worden, um in letzter Stunde noch ein Bild des entgleitenden kleinen Geschöpfes zu fertigen: Amaury Duval. Er steht die Nacht über im Gesellschaftsanzug, denn man hat ihn von einem Ball fortgerufen, am Fußende des Bettes und zeichnet. Gegen Morgen überreicht er den Eltern das Portrait des Kindes und fragt sie: »Warum schicken Sie nicht zu Hahnemann?«

Ein anwesender Freund des Hauses wartet keine Entscheidung ab, nimmt die Anregung auf und läuft spornstreichs in die Rue de Milan. Dort warten zwanzig Kranke, aber er läßt sich weder von diesen noch einem für die Ordnung im Wartezimmer angestellten Bedienten zurückhalten und dringt in Hahnemanns Sprechzimmer ein: »Ich weiß, daß ich ganz gegen alle Ordnung hier eintrete, aber es handelt sich um das Leben eines lieben Kindes, welches sterben muß, wenn Sie ihm nicht helfen, und Sie können und dürfen das Mädchen nicht sterben lassen, Sie müssen mit mir kommen!«

Eine Stunde später erscheinen Hahnemann und seine Frau in der Wohnung des Ehepaares Legrouve. ...

Zunächst tritt Hahnemann an das kranke Kind heran, betrachtet es genau, examiniert die Eltern nach Krankheitsverlauf und kontrolliert jede Aussage, indem er die kleine Patientin scharf beobachtet. Dann verlangt er, daß sämtliche vorhandene Arzneien aus dem Fenster geworfen werden. Das Bettzeug soll gewechselt und dem Kind Wasser gegeben werden, so viel es trinken mag. Die Eltern fragen ängstlich, ob nicht das neue, kühle Bettzeug und das kalte Wasser sowie die geöffneten Fenster der fieberheißen Kranken schaden könnten. Nein, aber die Arzneien und die schlechte Luft werden sie töten, antwortet Hahnemann. Er ordnet an, das Kind in ein anderes Zimmer zu bringen und für viel Trinkwasser zu sorgen, abends werde er wiederkommen. Am gleichen Abend setzt er seine Similearzneien ein und erscheint fortan allabendlich. »Wiederum ein Tag gewonnen«, ist alles, was er sagt.

Am zehnten Tag wurden die Knie des Kindes plötzlich kalt, und es zeigten sich plötzlich gefahrdrohende Symptome. Hahnemann kam um 8 Uhr abends und blieb eine ganze Viertelstunde lang offenbar in großer Besorgnis am Bette des Mädchens sitzen, dann besprach er sich (in deutscher Sprache) mit seiner Frau, die ihn immer begleitete, und gab uns eine Arznei, indem er beifügte: »Geben Sie dem Kinde diese Arznei, und beobachten Sie den Puls, ob der Puls von jetzt an bis gegen 1 Uhr etwas kräftiger wird.« Damit ist die Wende gekommen. In der Tat bessert sich jetzt der Kreislauf, sodann das gesamte Befinden, eine Woche später ist das Kind mitten in der Rekonvaleszenz.

Späterhin kommt Hahnemann bei Legrouves kurz zu Besuch, um die genesende kleine Patientin anzuschauen. Der Vater zeigt ihm das von Duval gezeichnete Porträt, das als Andenken an eine Tote bestellt worden war. Da nimmt der greise Arzt eine Feder und schreibt eine Zeile unter das Blatt: »Dieu l'a benie et l'a sauvée. Samuel Hahnemann.« – »Gott ist es, der sie gesegnet und errettet hat.«[9]

Erkrankung und Tod Hahnemanns

Am 12. April 1843 erkrankte Hahnemann an einem akuten Luftröhrenkatarrh. Eine Behandlung mit einem homöopathischen Mittel lehnte er ab, denn er wußte: »Diesen Anfall werde ich nicht überleben, meine irdische Hülle ist verbraucht.« Am 2. Juli des gleichen Jahres starb der geniale Arzt und Schöpfer der Homöopathie, Samuel Hahnemann, im Alter von 88 Jahren und wurde in Paris beigesetzt.

Ähnlichkeitsgesetz

Der Chinarindenversuch

Der Homöopathie liegt das Ähnlichkeitsgesetz zugrunde. Wie entdeckte Hahnemann dieses universelle Heilgesetz, und was versteht man darunter?

In der Zeit, in der Hahnemann, seinem Gewissen folgend, den Beruf des Arztes aufgab, lebte er vor allem von der Schriftstellerei und von Übersetzungen.

Materia Medica

1790 stieß er dabei auf die *Materia Medica* des englischen Gelehrten William Cullen. Auch bei der Übersetzung dieses Werks blieb er seinem Wahlspruch treu, »beim Lernen und Hören nie der leidende Teil zu sein«, sondern ergänzte immer wieder die Übersetzung mit Anmerkungen und stellte des öfteren die Spekulationen Cullens in Frage.

Chinarinde bei Wechselfieber

So vermutete z.B. der englische Gelehrte, daß die heilende Wirkung der Chinarinde bei Wechselfieber darauf zurückzuführen sei, daß diese den Magen stärke. Hahnemann, dem die heilende Wirkung der Chinarinde bei Wechselfieber schon aus Siebenbürgen bekannt war und der, bedingt durch die damaligen Erfahrungen, viel über diese Krankheit wußte, konnte

Ungewöhnlicher Eigenversuch

dieser Argumentation nicht folgen. Er tat etwas, was damals so ungewöhnlich war wie heute, er nahm die Chinarinde selbst ein, um ihre Heilwirkung am eigenen Leibe zu erfahren.

Diesen Eigenversuch und seine Wirkungen beschreibt er wie folgt: »Ich nahm des Versuchs halber etliche Tage zweimahl täglich jedesmal 4 Quentchen gute China ein; die Füße, die Fingerspitzen usw. wurden mir erst kalt, ich ward matt und schläfrig, dann fing mir das Herz an zu klopfen, mein Puls ward hart und geschwind; eine unleidliche Ängstlichkeit, ein Zittern (aber ohne Schauder), eine Abgeschlagenheit durch alle Glieder; dann Klopfen im Kopfe, Röthe der Wangen, Durst, kurz alle mir sonst beim Wechselfieber gewöhnlichen Symptome erschienen nacheinander, doch ohne eigentlichen Fieberschauder. Mit kurzem: auch die mir bei Wechselfieber gewöhnlichen besonders charakteristischen Symptome, die Stumpfheit der Sinne, die Art von Steifigkeit in allen Gelenken, besonders aber die taube widrige Empfindung, welche in dem Periostium über alle Knochen des ganzen Körpers ihren Sitz zu haben scheint – alle erschienen. Dieser Paroxysm dauerte 2–3 Stunden jedesmal und erneuerte sich, wenn ich diese Gabe wiederholte, sonst nicht.«[10]

Was war passiert?

Er, der Gesunde, hatte eine Arznei zu sich genommen und bekam Symptome, die dem Wechselfieber sehr ähnlich waren. Aus dieser Reaktion zog er folgende Konsequenz: Die Chinarinde, ja jegliche Arznei, heilt nicht, weil sie den Magen tonisiert oder dieses oder jenes im Körper bewirkt, sondern eine Arznei heilt eine bestimmte Krankheit, weil sie bei einem Gesunden Symptome erzeugen kann, die dieser Krankheit sehr ähnlich sind.

Die Arznei heilt, weil sie Symptome erzeugen kann, die der Krankheit sehr ähnlich sind

Das Wechselfieber wird also deshalb durch die Chinarinde geheilt, weil sie bei einem Gesunden Symptome erzeugt, die dem Wechselfieber sehr ähnlich sind.

Übertragen auf andere Krankheiten bedeutet dies: Eine Krankheit kann nur durch jene Arznei geheilt werden, die in der Lage ist, bei einem Gesunden Symptome zu erzeugen, die gerade dieser und keiner anderen Krankheit ähnlich sind. *Similia similibus curentur* oder *Ähnliches heilt Ähnliches.* Dieses fundamentale Heilgesetz bestätigt sich in der Praxis immer wieder.

Ähnliches heilt Ähnliches

Lassen Sie mich das anhand eines Falles aus meiner Praxis nochmals erläutern:

Fallbeispiel

Eine Patientin rief an und klagte über Halsschmerzen. Die Halsschmerzen begannen auf der linken Seite, die Tonsillen waren geschwollen, das Schlucken war sehr schmerzhaft, wobei, was eigenartig war, das Schlucken von Flüssigkeiten erheblich schmerzhafter war als das Schlucken von fester Nahrung. Der Hals war äußerst empfindlich gegen äußeren Druck und die Halsschmerzen wurden durch heiße Getränke verschlechtert, aber durch kalte gebessert. Ein akuter Auslöser war nicht bekannt.

Für den Behandler besteht nun die Aufgabe darin, ein Heilmittel zu suchen, welches nach Einnahme ähnliche Symptome bei einem Gesunden erzeugen würde. In diesem Fall war das Heilmittel *Lachesis;* denn würde jemand dieses Mittel in potenzierter Form – dieser Begriff wird später erklärt – zu sich nehmen, so träten folgende Symptome auf: Er bekäme Halsschmerzen, die auf der linken Seite beginnen; der Hals wäre sehr empfindlich gegen äußeren Druck, und die Halsschmerzen würden nicht wie üblich durch heiße Getränke, sondern durch kalte gebessert. Besonders schlimm für ihn wäre das Schlucken von Flüssigkeiten, während das Schlucken von fester Speise die Halsschmerzen sogar bessern würde.

Homöopathie

Dies ist der Grund, warum Hahnemann seine Heilweise *Homöopathie* (homoios = ähnlich und pathos = Leiden) nannte und sie der Allopathie gegenüberstellte. Denn letztere will durch Gegensätze heilen, während die Homöopathie Ähnliches durch Ähnliches heilt.

Die Wirkungsweise der Allopathie

Gegensätzliches durch Gegensätzliches heilen

Die Wirkungsweise der Allopathie, Gegensätzliches durch Gegensätzliches zu heilen, sei hier kurz kritisch betrachtet. Ihr Grundsatz ist, der Natur entgegenzuwirken, ihr Ziel, ein bestimmtes Symptom oder eine bestimmte Symptomengruppe möglichst schnell zu beseitigen, ohne Berücksichtigung des übrigen Körpers, ja, Nebenwirkungen von vornherein akzeptierend. Schmerzen werden durch Schmerzmittel unterdrückt, eine chronische Obstipation bedarf täglich der abführenden Mittel, eine Schlaflosigkeit des Schlafmittels, eine dauernde Müdigkeit wird durch anregende Substanzen immer wieder aufs neue überwunden usw., ohne daß Heilung in Sicht wäre.

Schmerzen werden durch Schmerzmittel unterdrückt

Setzt die an Migräne leidende Frau jedoch ihr Kopfschmerzmittel ab, nimmt der an Obstipation leidende Patient sein Abführmittel nicht mehr, kurzum, wird auf alle unterdrückenden Maßnahmen verzichtet, so treten die ehemals vorhandenen Symptome wieder auf, stärker als zuvor.

Dies ist der Grund für den ständig steigenden Tablettenkonsum, denn der Körper gewöhnt sich immer schneller an eine bestimmte Dosis, eine der wesentlichsten Ursachen für die Zunahme der chronischen Krankheiten.

Grund für ständig steigenden Tablettenkonsum

So wirkt die Homöopathie

Die Homöopathie dagegen wirkt mit der Natur und daher den Körper unterstützend. »Medicus curat, natura sanat« oder »Die Natur heilt, der Arzt hilft ihr«. Jedes Symptom wird in der Homöopathie als ein Versuch des Körpers betrachtet, sich zu reinigen, zu gesunden. Diesen Versuch durch ein ähnliches Mittel zu unterstützen, d. h. den Körper in Resonanz zu bringen, ist die Aufgabe des Homöopathen. Wer so arbeitet, hilft der Natur und heilt den Menschen in seiner Tiefe, gibt seiner Abwehr wieder die natürlichen Funktionen zurück.

Die Homöopathie wirkt mit der Natur

Aufgabe des Homöopathen

Die Patientin wird nicht mehr unter Migräne leiden, die Obstipation, die allergischen Neigungen, die Erkältungsanfälligkeit werden verschwinden, und der Patient wird sich wieder wohl fühlen können in seinem

Körper. Eine Utopie? Nein! Greifbare Realität, dank der klassischen Homöopathie. Wie dieses ähnliche Mittel gefunden wird, welche Schwierigkeiten dem entgegenstehen, davon handeln die weiteren Kapitel dieses Buches.

Ein Erlebnis Constantin Herings

Lassen Sie mich mit einer Geschichte von Constantin Hering, einem der bekanntesten Schüler Hahnemanns, abschließen, die ich dem Buch »Samuel Hahnemann – Idee und Wirklichkeit der Homöopathie« von Herbert Fritsche entnahm, einem Buch, das jedem angeraten sei, der Hahnemann näher kennenlernen möchte:

»Auf meinen Reisen kam ich einst in ein Dorf, da ließ mich der Edelmann einladen, die Nacht, statt in der Schenke, bei ihm zu bleiben. Es war ein reicher Kauz, wie gewöhnlich krank dabei, hatte Langeweile und guten Wein. Als er hörte, daß ich ein junger Doctor wäre, der sich soeben auf Reisen begeben, sagte er, er wolle lieber, daß sein Sohn Scharfrichter würde. Als ich mich deß wunderte, brachte er ein großes Buch herbei und erzählte mir: er sei vor zwanzig Jahren krank geworden, aber nicht am Verstande; da hätten sich zwei berühmte Doktoren gezankt über seine Krankheit: er habe also keinen von Beiden genommen und ihre Arzneien noch weniger, aber die Sache in ein Buch geschrieben. Hierauf sei er aber nicht gesund geworden, sondern auf Reisen gegangen. Willens, wenn er drei Ärzte finden könnte, die über ihn einig wären ohne Absprache, dann deren Kur zu gebrauchen, aber auch keine andere.

Darum habe er fast alle berühmten Ärzte und noch einige unberühmte um Rath gefragt, und bei aller seiner Plage sei er dem Vorsatz treu geblieben, habe jedesmal den guten Rath hier ins Buch eingetragen, aber noch keines übereinstimmenden habhaft werden zu können (dies ehedem gerade so wie noch jetzt), daher auch keinen einzigen befolgt, sei zwar immer noch krank, aber doch wenigstens am Leben geblieben. Übrigens koste ihm das Buch ein schweres Geld.

Das Buch war wie ein Comptoirbuch eingerichtet, in groß Folio, Tabellenform. Da standen in der ersten Rubrik die Namen der Ärzte, alle numerirt; es waren ihrer 477; in der zweiten standen die seiner Krankheit, sowie die wesentlichen Naturen des Übels erörtert; es waren 313 Verschiedenheiten numeriert, als die wichtigeren; in der dritten standen die vorgeschlagenen Mittel, es waren 892 Rezepte, in denen, zufolge des mit Sorgfalt angelegten Registers, 1097 Heilmittel verordnet waren. Die Summen standen unter jedem Folio angegeben. Er nahm eine Feder und fragte trocken: Wollen Sie mir nicht auch etwas rathen? Ich will's eintragen unter Nr. 478. Ich hatte aber keine Lust, sondern fragte, ob Hahnemann denn nicht dabei wäre: Er schlug ihn lachend auf: ›Nr. 103, Krankheitsname 0, Mittel 0‹. Das ist der Gescheidtste von Allen, rief er, der sagte: der Name der Krankheit, der ginge ihn nichts an, und der Name der Mittel, der ginge mich nichts an: die Hauptsache wäre nur Heilung.

Warum aber, fragte ich, er sich von diesem Gescheidtsten nicht behandeln lasse? – Weil er nur Einer ist, ich aber drei will, die eins sind. Ich fragte ihn, ob er wohl etliche hundert Thaler an einen Versuch wenden wollte, dann könnte ich ihm nicht drei, sondern drei und dreißig Ärzte namhaft machen an ganz verschiedenen Orten, Ländern und Weltgegenden, die alle übereinstimmen würden. Er zweifelfte, doch beschloß er, es zu wagen.

Nun machten wir eine Beschreibung seiner Krankheit, und er schickte diesselbe, sobald die Kopien fertig waren, an drei und dreißig homöopathische Ärzte, legte in jeden Brief einen Louisd'or – manche Leser werden sich dessen vielleicht noch erinnern – und ersuchte, ihm die Mittel namhaft zu machen, welche ihm seine Krankheit, wo nicht heilen, doch fürerst verbessern könnten.

Vor kurzem erhielt ich ein Faß Rheinwein von 1822. ›Zweiundzwanziger schicke ich ihnen‹, schrieb er, denn zweiundzwanzig stimmten in ihren Antworten überein. Da sah ich, daß sie recht hätten und es noch eine Sicherheit gäbe in dieser Welt. Ich schaffte mir die Werke an, um dahinter zu kommen. Unter fast zweihundert Mittel wählten zwei und zwanzig Ärzte – und alle dasselbe. Mehr war nicht zu verlangen. Der Nächste behandelt mich, und ich schicke ihnen den Wein, damit ich vor Freuden über meine zunehmende Gesundheit nicht zu viel trinke.

Jedem, der die Wahrheit der Geschichte bezweifeln sollte, steht es frei. Aber wenn sich ein Kranker davon überzeugen will, so mache er nur die Probe darauf und thue so wie jener Kauz. Er vergesse aber die Louisd'or nicht und für mich das Fäßchen Rheinwein.«

Heil wird der Kranke nur durch sein Simile, durch das ihm ähnlichste Mittel. Dieses zu finden, ist die Kunst des Homöopathen.

Arzneimittelprüfung

Hahnemann entdeckte durch den Chinarindenversuch das universelle Heilgesetz: Ähnliches heilt Ähnliches.

Eine große Aufgabe, wohl die größte, stand ihm nun bevor. Viele Mittel mußten geprüft werden, um die für jede Krankheit ähnliche Arznei finden zu können. Ärzte, die sich ihm angeschlossen hatten, seine Familie und vor allem er selbst führten die Versuche durch.

Selbstversuche

Diese Arzneimittelprüfungen müssen an einem Gesunden erfolgen, Tierversuche und das Testen der Mittel an einem Kranken sind aus zweierlei Gründen nicht möglich.

Keine Tierversuche

Zum einen kann man die durch das homöopathische Mittel bedingte Kunstkrankheit beim Tier nicht differenziert erfassen, zum anderen reagieren Tiere in vielen Fällen nicht so wie Menschen auf Medikamente. So vertragen Schweine »ohne weiteres größere Brechnußmengen, ein Mensch stirbt schon nach kleinen Gaben davon. Hunde können unbeschadet Sturmhutpflanzen fressen, die gleichfalls dem Menschen Tod brächten. Haustiere werden von Taxusblättern fett, die uns Menschen tödliche Gifte sind.«[11]

Keine Versuche an Kranken

Die Arzneimittelprüfung an einem Kranken entfällt ebenfalls, da sich hier bereits bestehende Symptome mit Symptomen der Kunstkrankheit, die das Mittel erzeugt, vermischen können, so daß es unmöglich ist, zu sagen, welche Symptome vom Mittel stammen.

Training der Abwehr

Es bleibt somit nur der Versuch am Gesunden, der – so zeigen die Erfahrungen – nicht nur unschädlich ist, sondern – bei genauer Befolgung der Anweisungen – die Abwehr »trainiert« und damit die Gesundheit stärkt. Der im sehr hohen Alter noch jugendlich wirkende Hahnemann war dafür bester Beweis.

Unterstützt durch eine kleine Zahl treuer Anhänger führte Hahnemann die Prüfungen von Mitteln durch, wobei er sich vor allem auf seine eigene, äußerst geschulte Beobachtungsgabe verließ. Damit legte er den Grundstein für die »Reine Arzneimittellehre«, eine Zusammenfassung aller Prüfungsergebnisse, welche 1811 erschien.

Reine Arzneimittellehre

»Über 63 genau durchgeprüfte Arzneien berichtet die erste, über 66 die zweite Auflage des Werkes. Die Zahl der haarscharf charakterisierten Symptome ist bei der Mehrzahl der Mittel außerordentlich groß, so kann Hahnemann von der Brechnuß Nux vomica in der ersten Auflage allein 908 Symptome der Prüfung am eigenen Leibe aufzeichnen, 53 weitere kommen aus Beobachtungen anderer hinzu. In der zweiten Auflage hat er die selbstbeobachteten Prüfungssymptome auf 1198 erweitert, die Fremdbeobachtungen auf 69. Einige andere Mittel sollen nachfolgend mit ihren Symptomenzahlen (nach der 2., erweiterten Auflage) angeführt sein, um den Umfang eines homöopathischen Prüfungsbildes zu zeigen:

- Pulsatilla, Küchenschelle: 1046 Symptome von Hahnemann, 117 von anderen;
- Sulfur, Schwefel: 755 Symptome von Hahnemann, 62 von anderen;
- Belladonna, Tollkirsche: 380 Symptome von Hahnemann, 1042 von anderen;
- Opium: 119 Symptome von Hahnemann, 519 von anderen.«[12]

Diese Prüfungen zeigten eindeutig, daß jede Arznei besondere Wirkungen im menschlichen Körper zeigt, so daß die Arzneien immer in ihren Wirkungen zu unterscheiden sind. Gerade dieser Unterschiede wegen müssen die Prüfungen so sorgfältig durchgeführt werden. Denn nur wenn es gelingt, die Unterschiede der einzelnen Kunstkrankheiten, die von den Mitteln erzeugt

Jede Arznei zeigt besondere Wirkungen im menschlichen Körper

Unterschiede genau herausarbeiten

werden, genau herauszuarbeiten, können die Arzneien, von »denen Tod und Leben, Krankheit und Gesundheit« abhängen, nach dem Ähnlichkeitsgesetz richtig eingesetzt, nur dann können Fehlgriffe vermieden werden.

Nur reine Arzneien verwenden

Die erste und wohl wichtigste Voraussetzung ist die, daß nur solche Arzneien verwendet werden dürfen, »die man genau kennt, und von deren Reinheit, Echtheit und Vollkräftigkeit man völlig überzeugt ist.«

In zweierlei Form einnehmen

Diese Arznei wurde bzw. wird nun bei einer Arzneimittelprüfung von einem Gesunden, der alle die obigen Voraussetzungen erfüllt, in zweierlei Form eingenommen, entweder als Urtinktur oder in potenzierter Form als C 30. Hierbei erkannte Hahnemann, daß sich bei Verwendung potenzierter Arzneien die Kunstkrankheit beim Gesunden deutlicher herausbildete, mehr Symptome auftraten.

Voraussetzungen

Zu dieser sehr viel Sorgfalt erfordernden Arbeit können nur Menschen genommen werden, die »vor allen Dingen als glaubwürdig und gewissenhaft bekannt« und in der Lage sind, ihre Empfindungen »in deutlichen Ausdrücken« zu benennen.

Streß meiden

Vermeiden bestimmter Lebensmittel

Um die Entfaltung der Arzneiwirkung nicht zu stören, muß die Versuchsperson noch auf Folgendes achten. Jede Form von Streß ist soweit wie möglich zu vermeiden, dies gilt auch für Ablenkungen, die die Eigenwahrnehmung stören können. Ferner ist beim Essen auf all das zu verzichten, was arzneiliche Wirkung hat bzw. haben könnte, wie grünes Gemüse, Wurzeln, Salate und Suppenkräuter, wobei anregende, reizende Getränke wie Kaffee und schwarzer Tee ebenfalls zu meiden sind.

Bei Frauen und Männern

Die Arzneimittelprüfungen sind immer bei Frauen und bei Männern durchzuführen, da nur so geschlechtsspezifische Symptome, wie z. B. eine unregelmäßige Monatsblutung, erfaßt werden können.

Symptome so genau wie möglich erfassen

Treten nun Symptome auf, d. h., erzeugt das Mittel beim Prüfer eine Kunstkrankheit, so sind diese so genau wie möglich zu erfassen: Der Zeitpunkt des Auftretens, die zeitliche Abfolge, die Dauer, der Ort, die Empfindung sind zu notieren. Der Prüfer muß auch festhalten, ob das auftretende Symptom durch irgend etwas eine Veränderung erfährt.

Dies sei an einem Beispiel erläutert:

Beispiel

Leidet der Prüfer z. B. nach Einnahme des Mittels an Bauchschmerzen, so ist genau festzuhalten, ob es sich um Magenschmerzen handelt oder ob die Schmerzen tiefer wahrgenommen werden, oberhalb oder unterhalb des Nabels, im Bereich der Leisten, mehr rechts oder links. Er muß sich fragen, ob die Schmerzen stechend, bohrend oder krampfartig oder anders empfunden werden, zu welcher Uhrzeit, um 2.30 oder 3.00 Uhr z. B., sie auftreten und wie lange sie anhalten, ob diese Schmerzen mit anderen Symptomen verbunden sind, gleichzeitig Übelkeit vorhanden ist oder Kopfschmerzen und durch was diese Empfindungen gebessert oder verschlimmert werden.

Reine Wahrnehmung

Kein Kontakt zwischen den Prüfern

Hierbei geht es nie um Vermutetes oder Erdachtes, sondern um die reine Wahrnehmung. Um diese nicht zu gefährden, muß darauf geachtet werden, daß ein Kontakt zwischen den Prüfern soweit wie möglich unterbleibt, ein Informationsaustausch also nicht erfolgen kann.

Oft über 1000 Symptome pro Mittel

Werden Prüfungen auf diese exakte Art durchgeführt, so bekommt man für jedes Mittel eine große Zahl von Symptomen, oft weit über 1000. Die Symptome nun, die sich aus der Prüfung eines Mittels ergeben, werden zusammengefaßt, sie bilden eine Einheit. Alle Symptome, die z. B. bei der Prüfung des Arzneimittels *Pulsatilla* (der Küchenschelle) auftraten, werden dann als *Pulsatilla-Symptome* bezeichnet. Entsprechend wird von Arsen-, Sulfur- und Merkur-Symptomen gesprochen. Alle Pulsatilla-Symptome zusammengenommen bilden das *Mittelbild Pulsatilla* oder kurz Pulsatilla.

Mittelbilder

Materia Medica

Diese Mittelbilder, die unterschiedlich groß sind, die gut geprüften Polychreste umfassen Tausende von Symptomen, werden in einer sogenannten *Materia*

Medica zusammengefaßt. Diese Zusammenfassung ist das Ergebnis der durchgeführten Arzneimittelprüfungen.

Kleine und große Arzneimittellehren

Auch hier kann, ähnlich den Mittelbildern, zwischen kleinen und großen Arzneimittellehren unterschieden werden. Die kleineren Materia Medicas, in denen nur die wichtigsten Symptome enthalten sind, umfassen schon mehr als 500 Seiten, während die größten Arzneimittellehren, die jedes Symptom eines Mittels enthalten, ein 10bändiges Werk darstellen.

Wie umfangreich derartige Darstellungen sind, sei an einem Beispiel gezeigt. So wird in dem immerhin schon 1570 Seiten umfassenden »Handbuch der homöopathischen Arzneimittellehre« von Noack/Trinks der Gemütszustand des Mittelbildes von Pulsatilla sinngemäß wie folgt beschrieben.

Beispiel: Gemütszustand des Mittelbildes von Pulsatilla

Der Kranke, der Pulsatilla benötigt, weist einen unruhigen Gemütszustand auf, so als ob er seiner Pflicht nicht Genüge getan hätte. Er ist unentschlossen und schiebt die Dinge vor sich her. Sein Atem ist keuchend, er ist außer sich. Er will bald diese, bald jene Arbeit, und gibt man sie ihm, so will er sie nicht. Selbst bei guter Laune will das Kind bald dies, bald jenes. Es ist neidisch, habsüchtig, ungenügsam, gierig und möchte gerne allein alles haben. Der Kranke ist darüber hinaus mürrisch, weinerlich, ängstlich, mißmutig, verdrießlich und hat eine ausgesprochene Abscheu vor der Arbeit, unterbricht man ihn in seinen Geschäften, so bricht er in Weinen aus.

Leidet der Kranke an Kopfschmerzen, so sind diese, vor allem beim Nach-vorne-Bücken, drückend. Es tritt jedoch auch, allerdings nur beim Spazierengehen, ein Kopfschmerz in der ganzen Stirn auf. Hinterkopfschmerzen sind verbunden mit Hitze und Ausdünstung am Körper. Er weist auch einen drückenden, den Kopf einnehmenden Schmerz im Bereich der Stirn, über den Augenhöhlen, auf. Der Kopfschmerz kann aber auch drückend, reißend im Bereich der linken Seite des Hinterhauptes sein. Der klopfende, drückende Kopfschmerz wird durch äußeren Druck gemindert, während der stechende Kopfschmerz im Hinterkopf sich durch das Hinlegen verschlimmert, beim Aufrichten aber dann vergeht. Die Pulsatilla-Kopfschmerzen sind stechend und reißend, besonders im Bereich der Schläfen, wobei sie öfters halbseitig auftreten. Auffallend sind auch die stechenden Schmerzen durch das ganze Gesicht, die nach dem Mittagessen beginnen und bis zum Schlafengehen anhalten und mit Schauder und Ohnmachtsanfällen verbunden sein können.

Der Kranke, der Pulsatilla benötigt, neigt zu Stockschnupfen, zu einer verstopften Nase mit geschwürigen Nasenlöchern. Vor allem abends beim Schlafengehen ist die Nase zu, während sich morgens dicker, gelber, undurchsichtiger Schleim absondert, wie bei einem alten Schnupfen. Typisch sind auch der Verlust des Geruchs- und Geschmackssinns und der grüne, stinkende Ausfluß aus der Nase wie von altem Schnupfen.

Der Kranke weist folgende Magensymptome auf: Er neigt zu unvollkommenem, ja auch lautem bzw. anhaltendem Aufstoßen, das mit Übelkeit und Brechneigung verbunden ist. Beim Auflegen der Hand kann er ein fühlbares Klopfen in der Herzgrube und im Magen wahrnehmen. Mitunter kommt es zu anfallsartigem und würgendem Schmerz im Bereich des Schlundes, gleich nach dem Abendessen, gefolgt von einer Brechübelkeit. Er leidet auch an einem Spannungsgefühl im Bereich des Magens, vor allem vormittags, welches durch Bewegung vergeht. Morgens nach dem Aufstehen tritt ein Magenreißen auf, so als ob er lange gehungert hätte, das aber nach dem Frühstück vergeht. Beim Erwachen hat er das Gefühl eines Steins im Magen.

Ich hoffe, diese kleine Aufzeichnung hat gezeigt, wie differenziert die Symptome bei einer Prüfung erfaßt werden, und macht bewußt, welche Arbeit nötig ist, um ein Mittelbild zu »begreifen«, seinen Charakter zu erfassen.

Die Lebenskraft

Wie wirken aber nun diese geprüften Arzneien auf den Menschen, wie tief wirken sie in ihn hinein, wie entsteht Krankheit, und was muß geschehen, um Heilung zu bewirken?

Symptome durch krankhafte Veränderung im Inneren

Hahnemann wußte, daß die bei einem Patienten zu beobachtenden Symptome nicht die Krankheit an sich, sondern bedingt sind durch eine »krankhafte Veränderung im Innern«. Um diese »Verstimmung« in der »Tiefe« besser beschreiben zu können, schuf er den Begriff der *Lebenskraft:* »Im gesunden Zustande des Menschen waltet die geistartige, als Dynamis den materiellen Körper (Organism) belebende Lebenskraft (Autokratie) unumschränkt.«

Lebenskraft

Energetische Struktur von innen

Unter Lebenskraft kann hierbei jene »energetische Struktur« verstanden werden, die in jedem Menschen wirkt und als unsichtbare Kraft von »innen« alle Lebensvorgänge steuert, wobei der Mensch so lange gesund ist, solange diese Lebenskraft im Inneren des Menschen sich im Gleichgewicht befindet. Wirkt jedoch von außen ein störender dynamischer Einfluß auf dieses Lebensprinzip ein – man denke hier etwa an psychische Faktoren wie Kummer, Ärger oder Enttäuschung, aber auch an Stoß, Fall, Verletzungen, zu starke Sonnenbestrahlung, Wetterwechsel und vieles mehr –, so gerät dieses Lebensprinzip in ein Ungleichgewicht.

Ungleichgewicht

Diese »Verstimmung« kann von außen nur indirekt durch die sogenannten Krankheitssymptome (d.h. physische oder psychische Befindensveränderungen) wahrgenommen werden. Plötzlich auftretende Ängste, starke Eifersucht, mangelndes Selbstvertrauen, Nei-

Zeichen einer inneren Störung

gung zu heftigem Zorn, um nur einige psychische Veränderungen anzuführen, aber auch Kopfschmerzen, Bauchschmerzen, Durchfall, Schweregefühl in den Beinen und vieles mehr sind damit immer Zeichen einer inneren Störung.

Was ist Gesundheit?

Gesundheit, dieses seltene Gut, liegt somit nur dann vor, wenn sich der Patient »rundum wohl fühlt«, Körper, Seele und Geist also in Einklang sind.

Auf diese Lebenskraft nun wirken die homöopathischen Mittel ein.

Wesentliche Erweiterung des medizinischen Denkens

Dieser Begriff der Lebenskraft steht nicht in Widerspruch zum Denken der Medizin, sondern stellt eine wesentliche Erweiterung dar. So erklärt diese Sicht der klassischen Homöopathie, warum nicht allein schon der Erreger ausreicht, um zu erkranken, sondern Krankheit immer nur dann eintreten kann, wenn dieses »krankmachende Agens« in der Tiefe die Lebenskraft stört.

Die krankhaft gestimmte Lebenskraft bringt die Krankheit hervor

»Einzig die krankhaft gestimmte Lebenskraft bringt die Krankheit hervor«, schreibt Hahnemann und erklärt damit z. B. die Tatsache, daß die ganze Familie an Grippe erkranken kann, die Mutter jedoch, die sie alle pflegt, nicht.

Abwehrfunktion ist Ausdruck der Lebenskraft

Die Abwehrfunktion ist damit Ausdruck der Lebenskraft und ebenso wie diese eng mit dem Leben verbunden. Ein toter Körper besitzt keine Abwehr mehr, keine Lebenskraft, und wird sich wieder in seine »chemischen Bestandteile« auflösen. Der Mensch ist somit mehr als sein Körper, so wie das Ganze mehr ist als die Summe seiner Teile, er ist Ausdruck der in ihm waltenden Lebenskraft.

Materielle Betrachtungsweise des Menschen

Die materielle Betrachtungsweise des Menschen, die in der heutigen Medizin vorherrscht, ist das Ergebnis eines Weltbilds, das von der klassischen Physik, von den Newtonschen Gesetzen geprägt wurde. Die moderne Physik, die unser Weltbild verändert, indem sie nicht mehr die Materie in den Mittelpunkt ihrer Betrachtungen stellt, kann uns helfen, den Begriff der Lebenskraft ein wenig besser zu verstehen.

Ebenso jedoch, wie es uns auch heute noch nicht möglich ist, Begriffe wie Elektrizität und Magnetismus zu beschreiben, auch wenn wir deren Wirkungen täglich erfahren, ist es schwer, den Begriff der Lebenskraft durch das heute bekannte Wissen aus Biologie und Physik zu erfassen.

Was ist Lebenskraft?

> Die Lebenskraft umfaßt alle bisher bekannten und erforschten physiologisch wirksamen enzymatischen, hormonellen und immunologischen Substanzen, alle Reizleitungssubstanzen und Faktoren und deren komplizierte Vernetzung sowie alle nicht aufgeklärten Faktoren und Systeme, die an der Selbstheilung des Körpers beteiligt sind.

Kirlianphotographie

Einen Einstieg, eine Hilfe, um den Begriff der Lebenskraft besser verstehen zu können, stellt die Kirlianphotographie dar. Mit ihr und mittels elektromagnetischer Hochfrequenzfelder kann die Abstrahlung lebender Organismen aufgenommen werden. Diese »Aura« wies nun bei Aufnahmen mit Hilfe der Kirliantechnik starke Veränderungen auf. Ein gesunder Mensch zeigt eine klar gezeichnete, starke Abstrahlung, während die »Aura« eines Kranken schwächer ist und darüber hinaus Verdichtungen aufweist. Sterbende Organismen, wie z. B. ein von einem Baum abgerissenes Blatt oder ein amputierter Finger, zeichnen sich durch eine immer geringer werdende Abstrahlung aus, während bei einem toten Körper keine »Aura« mehr festzustellen ist. Hieraus muß wohl der Schluß gezogen werden, daß einem lebenden Körper eine »energetische Instanz« eigen ist, die einem toten fehlt. Es ist deshalb interessant, die Frage zu stellen, was die moderne Physik heute unter dem Begriff *Materie* versteht.

Ein lebender Körper besitzt energetische Instanz

Materie

Schon griechische Denker nahmen an, daß Materie aus letzten, unteilbaren Bestandteilen besteht, die sie Atome nannten. Diese Atome sind jedoch, dies zeigt

Atome

uns die heutige Wissenschaft, teilbar, wenn auch nur mit einem »Druck von einer Milliarde Atmosphären«, und bestehen aus dem Atomkern und den Elektronen. Dieser Atomkern weist eine ungeheure Dichte auf; »sie ist eine Billion Mal so schwer wie Wasser«.

Aber auch diese ungeheuer dichte Materie ist wieder spaltbar, in Protonen und Neutronen. Als man nun versuchte, die Protonen zu teilen, geschah ein Wunder. »Das Teilchen regeneriert sich sofort wieder. Es zaubert den abgespaltenen Teil wieder her und ist also doch insofern unzerstörbar, als niemals ein halbes oder beschädigtes Proton übrigbleibt. Die Zahl der π-Mesonen, die das Proton aus dem Nichts hervorzuzaubern vermag, ist unerschöpflich, und das Proton bleibt bei dem Geschehen unversehrt.«[13]

Was passiert aber bei diesem Vorgang, wie kann er erklärt werden?

Eine Erklärung hierfür liefert uns die Quantenfeldtheorie, die ein grandioses Bild vom Wesen der Materie entwirft. Ihrzufolge besteht der gesamte Raum, d. h. das ganze Universum, aus einem kontinuierlichen Medium, dem Feld. Dieses Feld nun ist nichts Materielles, sondern im Gegenteil: All das, was uns als Materie bekannt ist, ist nur eine Konzentration dieses Feldes, gleichsam eine »lokale Erregung«. Somit existiert das Feld »immer und überall, es läßt sich durch nichts entfernen; es ist Träger allen materiellen Geschehens. Es ist das ›Nichts‹, aus dem das Proton die π-Mesonen schöpft. Bestehen und Vergehen von Teilchen sind nur Bewegungsformen des Feldes.« Quantenfeldtheorie

So hat die moderne theoretische Physik »den Blick von dem zunächst Sichtbaren, nämlich den Teilchen, weitergeführt zu dem, was dahinterliegt, dem Feld. Anwesenheit von Materie ist nur die Störung des vollkommenen Zustandes des Feldes an dieser Stelle, etwas Zufälliges, man möchte fast sagen nur ein ›Schmutzeffekt‹.«

Das Feld ist somit in der theoretischen Physik, um mit Einstein zu sprechen, die »einzige Realität«.

Materielle Objekte sind deshalb nichts Selbständiges, sondern mit ihrer Umgebung aufs engste verknüpft, stehen mit dem sie umgebenden Feld in steter Wechselwirkung.

Die Materie bedarf eines Feldes, von dem sie »getragen« wird

Übertragen auf die Betrachtung des Menschen bedeutet dies: Wir wissen, daß die Materie nicht allein existenzfähig ist, sondern eines Feldes bedarf, von dem sie »getragen« wird.

Dynamis

Dies gilt, so zeigen Forschungsarbeiten, auch für den Menschen, auch ihm liegt ein »elektromagnetisches oder elektrodynamisches Feld« zugrunde. Dieses Feld, das ihn trägt, bezeichnete Hahnemann als *Lebenskraft* oder *Dynamis*. Alle krankmachenden Faktoren wirken primär auf dieses »dynamische Feld« ein, bringen es aus dem Gleichgewicht, was Krankheit zur Folge hat.

Denn während ein gesunder Organismus sich selbst ohne äußere Hilfe heilen kann, benötigt ein kranker Organismus mit einer gestörten Abwehrfunktion das passende homöopathische Mittel, das in der Lage ist, auf diese Lebenskraft heilend einzuwirken, so daß aus der Tiefe heraus wieder Gesundheit entstehen kann.

Potenzierung

Verordnete Hahnemann in seiner Praxis das ähnlichste Mittel, so trat Heilung ein, die Beschwerden verschwanden. Ein Problem jedoch tauchte auf: Der Heilung ging in vielen Fällen eine Phase voraus, in der sich die vorhandenen Symptome verschlimmerten. Diese Reaktion auf die verabreichte Gabe war aber nun alten Menschen und chronisch Kranken nicht immer zuzumuten. Bedeutete dies, daß die Homöopathie nur auf einen kleinen Kreis anwendbar war? Was konnte Hahnemann tun, gab es eine andere Möglichkeit der Arzneibereitung?

Erstverschlimmerung

Der 1. Schritt war die Verdünnung der Mittel: Dieser Versuch hatte jedoch keinen Erfolg. Denn durch Verdünnen der Mittel nahmen zwar die Reaktionen ab, aber auch die Wirkungen ließen nach. Dem Chemiker Hahnemann war dies nichts Neues.

Verdünnung der Mittel hatte keinen Erfolg

In Köthen nun entdeckte er eine Methode der Arzneimittelherstellung, die bis dahin unbekannt war. Wie Hahnemann auf diese Idee kam, wie dem genialen Arzt diese Inspiration zuteil wurde, ist unbekannt.

Zunächst wurden die Medikamente wie zuvor verdünnt, um sie dann anschließend starken Schüttelschlägen auszusetzen. Jeder genau dosierten Verdünnung folgten 100 Schüttelschläge. Diesen Vorgang nannte Hahnemann *Potenzierung* oder *Dynamisation.*

Durch Schüttelschläge zur Potenzierung

Vorteile

Zum einen reduzierten sich die Verschlimmerungen auf ein akzeptables Maß bzw. entfielen sogar vollständig, so daß jedem, auch dem Schwerkranken, Heilung zuteil werden konnte, zum anderen ließen die Wirkungen nicht nach, sondern nahmen sogar zu, obwohl rein chemisch betrachtet weniger Wirkstoffe enthalten waren. Manche Stoffe, wie z. B. *Lycopodium* (Bärlapp), im Rohzustand frei von arzneilicher Wirkung, entfalteten erst durch das Potenzieren ihre dynamischen, heilenden Kräfte.

Ablauf eines Potenzierungsvorgangs

Wie läuft nun solch ein Potenzierungsvorgang im einzelnen ab?

C-Potenz

Ausgangspunkt ist in jedem Fall die Urtinktur. Diese wird, um eine *C-Potenz* herzustellen, 1:100 verdünnt, d. h., 1 Tropfen der Urtinktur wird in ein Fläschchen gegeben und dazu »fügt man 100 Tropfen guten Weingeist und gibt dann dem, mit einem Stöpsel zugepropften Fläschchen 100 Schüttelstöße mit der Hand gegen einen harten, aber elastischen« Gegenstand (z. B. ein dickes, ledergebundenes Buch).

C 1

Eine auf diese Art hergestellte Potenz nennen wir eine C 1, wobei C (= centum) für die Verdünnung 1:100 steht.

C 2

Hiervon wird wiederum nur ein einziger Tropfen in ein neues Fläschchen getan »und dann mit 100 Tropfen guten Weingeistes auf gleiche Weise, mittels 100 starker Schüttel-Stöße dynamisiert«. Die nun hergestellte Potenz wird als C 2 bezeichnet.

Auf diese Art fährt man mit dem Potenzieren fort, bis man eine C 30 erreicht. Die am häufigsten verwendeten C-Potenzen sind die C 30, C 200, C 1000, C 10 000 und C 100 000, die der Einfachheit halber mit 30, 200, M, XM und CM bezeichnet werden.

LM-Potenzen

Auf dieselbe Weise werden die *LM-Potenzen* hergestellt. Diesen liegt jedoch ein Verdünnungsschritt von 1:50.000 zugrunde. Ausgangspunkt ist hier jedoch nicht die Urtinktur, sondern eine C-3-Lösung. Mit 1 Tropfen aus dieser C-3-Lösung werden dann 50 000 Streukügelchen aus Milchzucker benetzt. Die LM 1 erhalten wir, indem wir eines dieser Streukügelchen in 100 Tropfen Weingeist auflösen und 100mal verschütteln.

Entsprechend verfährt man dann weiter und erhält die LM 2, LM 3 usw. Die am häufigsten verwendeten LM-Potenzen sind die LM 6, LM 12 und LM 18.

Neben der LM- und der C-Potenz gibt es, vor allem in Deutschland, noch die *D-Potenzen* (Dezimalpotenzen), bei denen der Verdünnungsschritt nur 1:10 beträgt. Diese Dynamisation, die dem materiellen Denken mehr entgegenkommt, da ja die Verdünnungsschritte noch einigermaßen nachvollziehbar sind, wirken nur selten tief genug in den Körper hinein, um dauerhaft heilen zu können, und spielen deshalb in der klassischen Homöopathie nur eine sehr geringe Rolle. Dies mag daran liegen, daß bei den sehr viel höher potenzierten C- und LM-Potenzen die verborgen liegenden Arzneikräfte weit besser entfaltet werden als bei den noch sehr stofflichen D-Potenzen, die durch ihre geringeren Verdünnungsschritte noch stark der Materie verhaftet bleiben und damit nur bedingt Einfluß auf die Lebenskraft nehmen können.

D-Potenzen

Geringe Rolle in der klassischen Homöopathie

In der Praxis wird heute für den Potenzierungsvorgang der »gute Weingeist« aus Kostengründen durch destilliertes Wasser ersetzt, während zur Haltbarmachung der in der Arznei gespeicherten Information nach wie vor konzentrierter Alkohol nötig ist.

Destilliertes Wasser

Konzentrierter Alkohol

Wer heilt, hat recht, heißt es. Dies trifft jedoch leider auf die Homöopathie nicht zu. Denn obwohl sie immer wieder durch Heilungen auch an Tieren beweist, daß sie nicht auf Suggestion basiert, und obwohl sehr viele Menschen durch homöopathische Mittel geheilt wurden und werden, muß sie auch heute noch immer wieder um ihre Existenz kämpfen.

Wie schnell eine sogenannte Hochpotenz auch eine akute Krankheit heilen kann, wenn man nur das ähnlichste Mittel nimmt, während das falsche nichts bewirkt, möchte ich anhand eines Falles zeigen.

Vor einigen Monaten erkrankte unsere kleine Tochter. Schon seit einigen Tagen litt sie an einem Schnupfen. Während des Tages lief die Nase, die Absonderung war dick und mild, nachts war die Nase verstopft. An diesem Abend nun wurde es ihr plötzlich kalt, sie fröstelte. Dieser Frost ging nach einer oder

Fallbeispiel

zwei Stunden in ein Fieber über, das sich auf über 40 Grad steigerte. Auffallend dabei war, daß nur der Kopf heiß war, während die Füße und Hände kälter waren. Das Gesicht war rot vom hohen Fieber.

Das von mir verordnete homöopathische Mittel Belladonna zeigte auch nach 1 Stunde noch keine Wirkung, worauf ich mir den Fall noch einmal genau anschaute und ihr Sepia gab, ein für Kinder eher ungewöhnliches Mittel, da dieses Mittel die vorhandenen Symptome eindeutig deckte. Die in Wasser aufgelöste C 30 wurde anfangs häufiger und am nächsten und übernächsten Tag nur noch einige Male gegeben. Schon einige Minuten nach der 1. Gabe setzte die Entfieberung ein, der Schlaf wurde ruhig. Am nächsten Tag war das Kind, abgesehen von einer kleinen Müdigkeit, verständlich durch das sehr hohe Fieber der vergangenen Nacht, beschwerdefrei.

Wie wirkt aber nun die Homöopathie? Gibt es Erklärungsansätze?

Es wird noch einige Zeit dauern, bis ihre Wirkungsweise eindeutig nachvollziehbar ist

Ja, die gibt es, doch es wird noch einige Zeit dauern, bis ihre Wirkungsweise wissenschaftlich eindeutig nachvollziehbar sein wird. Und zwar aus 2 Gründen.

Zum einen ist es ein sehr kompliziertes Gebiet, das neue Denkansätze erfordert, zum anderen widerspricht die Wirkungsweise der Homöopathie unserem gewohnten materiellen Denken so sehr, daß das »Ja« zu ihr einem Ende der klassischen Medizin gleichkäme, das an der Materie orientierte Denken müßte endgültig einem holistischen (das Ganze betreffenden) Denken weichen.

Dr. Fritz Popp

Nur kurz möchte ich an dieser Stelle auf die Arbeiten von Dr. Fritz Popp eingehen, einem Wissenschaftler, der sich, unterstützt von der Bundesregierung, mit dem Wirkungsnachweis der klassischen Homöopathie beschäftigt.

Ausgangspunkt für seine Untersuchungen ist die Erkenntnis, daß jedes biologische System »über ein Breitbandspektrum kohärenter elektromagnetischer Felder« alle inneren Vorgänge sowie die Kommunikation mit der Umwelt steuert. Auf welcher Ebene da »gesendet« und »empfangen« wird, ist abhängig von der Evolutionsstufe des jeweiligen Organismus. Die Frequenz ist dabei um so höher, je höher das System, sei es nun Pflanze, Tier oder Mensch, entwickelt ist und reicht vom ultravioletten Bereich bis weit über den Mikrowellenbereich hinaus.

Jedes unpassende Feldmuster ist als Krankheit zu bezeichnen

Jedes »unpassende Feldmuster«, das vom Idealzustand des jeweiligen Systems abweicht, ist als Krankheit zu bezeichnen, die »Fehlregulationen« bedingt und damit eine veränderte Biochemie zur Folge hat. »Die Therapie der Erkrankung besteht aus dieser Sicht darin, falsche, unpassende elektromagnetische Felder (›Photonen‹) aus dem Trägerfeld ›auszuleiten‹.«

Dies gelingt aber nur dann, wenn eine Ähnlichkeit zwischen dem »unpassenden Feldmuster« und dem »Feldmuster des Medikaments« besteht, das heißt, wenn sich beide Schwingungen ähnlich sind. Dies entspricht aber nun der wesentlichsten Grundforderung der Homöopathie, dem Ähnlichkeitsgesetz, auf das später noch eingegangen wird.

Erstaunliche Erkenntnis

Bei seinen Versuchen stellte sich nun heraus, und das war für Popp eine Überraschung, daß sich die von Zellen ausgesandte Strahlung, bei der es sich um eine »schwache Photonenemission« handelt, dann signifikant verändert, »wenn diese Zellen mit einem homöopathischen Mittel behandelt werden«, während reiner Alkohol, Pflanzenextrakte und auch allopathische Medikamente dieses sogenannte »weiße Rauschen« nicht verändern konnten.

Ergebnisse

Diese Versuche zeigen, daß lediglich homöopathische Mittel auf der Informationsebene regulierend in ein biologisches System eingreifen können, während Pflanzenextrakte und auch allopathische Medikamente anscheinend lediglich auf der stofflichen Ebene wirken, ohne jedoch von »innen« her heilen zu können.

Anamnese

Zeit für den Patienten

Schon beim ersten Termin wird dem Patienten bewußt, daß ein großer Unterschied zwischen der Behandlung in einer kassenärztlichen und einer homöopathischen Praxis besteht. Nicht ein schneller Wechsel der Patienten bestimmt das Bild, sondern dem Kranken wird viel Zeit gegeben, um über seine Probleme zu sprechen.

Die 1. Unterredung dauert meist 2 Stunden

Die erste Unterredung dauert meist etwa 2 Stunden. Hierbei ist der Behandler nicht nur an den physischen, sondern auch an den psychischen Symptomen interessiert, an allem Wichtigen, aber auch – dies überrascht den Patienten – an dem, was unwichtig erscheint.

Voraussetzungen für eine gute Anamnese

Eine einladende Atmosphäre und das Wissen darum, daß nicht schon der Nächste wartet, sind der rechte Rahmen für ein Gespräch zwischen zwei Menschen. Besitzt der Behandler darüber hinaus die Fähigkeit, zuzuhören, läßt er dem Patienten Zeit zum Nachdenken und führt er ihn, ohne abrupt zu unterbrechen, immer wieder zum Wesentlichen zurück, so sind die Voraussetzungen für eine gute Anamnese (Vorgeschichte einer Krankheit) erfüllt. Es gelingt dann, die für die Heilung so wichtigen Symptome zu erfassen und den Menschen als Einheit zu kennzeichnen. Der manchmal verwendete Fragebogen ist kein Ersatz für dieses Gespräch. Er kann lediglich insoweit eine Ergänzung sein, als er den Patienten zwingt, sich in Ruhe zu Hause mit seiner Symptomatik zu beschäftigen.

Fragebogen kann lediglich eine Ergänzung sein

Bei all dem aber ist es für den Therapeuten nötig, sich Aufzeichnungen zu machen. Der Patient wird deshalb gebeten, langsam zu sprechen, da nur dann die von Hahnemann geforderte »Treue im Aufzeichnen« gewährleistet ist. Alles, was für die Heilmittelfindung wichtig ist, wird wortwörtlich, in der Sprache des Patienten erfaßt. Jede Unklarheit, jede Interpretation ist dabei zu vermeiden.

Treue im Aufzeichnen

Spricht der Patient z. B. von Kopfschmerzen im Bereich der rechten Schläfe, so genügt es nicht, sich lediglich »Schläfenkopfschmerz« zu notieren, sondern es ist auch noch wichtig, ob diese Schmerzen reißend, bohrend, brennend oder sonstwie erfahren werden. Lediglich ungenaue, die Situation nur unklar beschreibende Formulierungen dürfen durch andere, bessere ersetzt werden.

Beispiel

Eine große Gefahr für den Homöopathen besteht darin, daß er versucht, in die Aussagen des Patienten etwas hineinzuinterpretieren. Erzählt dieser z. B., daß er gerne allein sei, wenn es ihm einmal nicht gutgehe, so darf daraus nicht geschlossen werden, daß er in dieser Situation keinen Trost vertrage. Denn es besteht ein großer Unterschied zwischen einem Menschen, der allein sein will, um sein Problem hinunterzuschlucken oder um es mit sich selbst auszumachen, und einem Menschen, der sich deshalb zurückzieht, weil er in solch einem Moment die Nähe und den Trost anderer nicht ertragen könnte.

Gefahr der Interpretation

Nicht immer genügt es, nur den Patienten zu befragen. Denn wer kennt sich selbst schon wirklich gut?

Auch andere Personen fragen

Die Mutter weiß meist mehr über das Kind, der Ehepartner oder Lebensgefährte des Patienten kennt oft dessen Schwächen und Krankheiten besser.

Um diese Informationen aber nun verwerten zu können, ist es nötig, das Verhältnis zwischen Mutter und Kind, zwischen den Lebensgefährten und Ehepartnern, zu kennen, zumindest zu erahnen. So wird eine Mutter, die ihr Kind abgöttisch liebt, immer die negativen Eigenschaften herabspielen, die positiven hervorheben, so daß die Aggression des Kindes als Durchsetzungskraft, die Eigenwilligkeit als Selbständigkeit geschildert werden könnte. Die ängstliche Ehefrau wird den leichten Herzanfall des heißgeliebten Mannes dramatisch schildern, die häufigen Wutausbrüche jedoch, an die sie sich, um die Ehe zu retten, schon gewöhnt hat, vergessen.

Hier zeigt sich, daß die Anamnese eine große Menschenkenntnis voraussetzt und weit über bloßes Handwerk hinaus zur Kunst werden muß.

Aufzeichnungen müssen übersichtlich sein

Bei der Aufzeichnung selbst hat der Behandler darauf zu achten, daß diese übersichtlich ist. Nur dann kann er fehlende Symptome immer wieder an der rechten Stelle nachtragen und verliert auch in den künftigen Sitzungen nicht den Überblick.

Fragen des Behandlers

Ist der Patient mit der Schilderung seiner Beschwerden fertig, beginnt der Homöopath damit, die einzelnen Symptome abzuklären. Denn ihm genügt es zum Beispiel nicht, nur zu wissen, daß der Patient an Hüftbeschwerden leidet, sondern nur genauere Einzelheiten ermöglichen eine Mittelwahl. Treten die Hüftbeschwerden z. B. nur tagsüber, nur morgens, abends oder nachts auf, sind sie das Ergebnis übermäßiger Anstrengung oder die Folge von Ärger, wie wirken sich Bewegung, Gehen, Sitzen, Liegen und Stehen auf diesen Schmerz aus, tut es gut, auf der schmerzhaften Seite zu liegen, was sehr wohl möglich ist, oder ist es besser, auf dem Rücken, dem Bauch oder der anderen Seite zu liegen? Alles ist möglich, alles kann für die Mittelwahl entscheidend sein. Sind die Schmerzen brennend, bohrend, drückend, klopfend, reißend, stechend, wie wundgeschlagen oder erstrecken sie sich zur Vorderseite des Beins, zur Ferse, zu den Füßen, zum Hoden, zur anderen Hüfte, zum Knie, zum Kreuzbein, zur Leber oder wohin sonst? All dies und vieles mehr ist abzuklären, um das richtige homöopathische Mittel zu finden.

Alles kann für die Mittelwahl entscheidend sein

Alle diese Fragen drehen sich um 5 Themenbereiche: Der Ort des Schmerzes bzw. der Empfindung, der Zeitpunkt des Auftretens und die Zeitdauer, die Art der Empfindung und die Modalitäten, was bessert bzw. verschlimmert die Beschwerden, sind genau zu erfassen.

5 Themenbereiche

Im einzelnen sei dies am Beispiel der Kopfschmerzen erläutert. Bezüglich des *Ortes der Kopfschmerzen* kann wie folgt unterschieden werden:

Beispiel Kopfschmerzen

Traten die Kopfschmerzen mehr im Bereich des Hinterkopfs, des Scheitels, der Schläfen, der Stirn, mehr rechts oder links auf? Zogen die Kopfschmerzen vom Hinterkopf aufwärts, bis zu den Augen, zur Stirn, oder zogen sie zu den Schultern, zu den Schläfen, zum Scheitel, zum Rücken, um nur einige Beispiele zu erwähnen? Spürt man die Stirnkopfschmerzen mehr »hinter den Augen«, »zwischen den Augen«, »in der Mitte der Stirn« oder »über der Nasenwurzel«? Dies und vieles mehr kann, ja muß erfragt werden.

Ort der Schmerzen

Auch bezüglich der *Empfindungen* kann zwischen vielen Arten unterschieden werden. So kennen wir berstende, betäubende, brennende, bohrende, drückende, dumpfe, hakende, hämmernde, kneifende, krampfende, lanzinierende (blitzartig einschießende), pulsierende, reißende, ruckende, schießende, schneidende, stechende, wühlende, ziehende Kopfschmerzen.

Empfindungen

Ähnlich genau müssen der *Zeitpunkt des Auftretens und die Zeitdauer* erfaßt werden. So gibt es homöopathische Mittel, die den Kopfschmerz heilen, wenn dieser täglich zu einer bestimmten Stunde auftritt oder, um nur ein Beispiel zu nennen, nur zwischen 10 und 15 Uhr. Gerade an diesem Beispiel soll nochmals deutlich werden, wie wichtig die Mitarbeit des Patienten, wie entscheidend jede exakte Eigenbeobachtung für die Heilung ist.

Zeitpunkt des Auftretens und Zeitdauer

Von besonderer Bedeutung für die Mittelwahl ist meist die *Modalität des Symptoms,* d. h. die Antwort auf die Frage: Was bessert oder verschlimmert den Schmerz? Augenanstrengung, Aufstehen, Bücken, Be-

Modalität des Symptoms

wegung, frische Luft, Alkohol, Essen, Liegen, Reden, Licht, Wind, Wetterwechsel und vieles mehr können Einfluß auf den Kopfschmerz haben.

Keine suggestiven Fragen

Bei allen Fragen muß der Homöopath darauf achten, daß sie nicht suggestiv gestellt sind, keine Antwort vorweggenommen wird und daß weder mit »Ja« noch mit »Nein« geantwortet werden kann. Nur wenn dies berücksichtigt wird, kommen die Antworten aus dem Patienten selbst, und nur dann können die Symptome für die Mittelwahl herangezogen werden.

Auch der Zeitpunkt des Auftretens einer Krankheit ist von Bedeutung

Aber nicht nur die Krankheiten an sich müssen detailliert erfaßt werden, sondern auch der Zeitpunkt ihres Auftretens ist von Bedeutung. Immer wieder ist für jedes einzelne Leiden abzuklären, wann es begann. Es ist außerdem entscheidend, ob diese Krankheit aus der Konstitution erwuchs oder durch ein äußeres Ereignis bedingt wurde. Jede Impfung, jede belastende psychische Situation, jede unterdrückende Behandlung, aber auch schwere Erkrankungen können, wie wir noch sehen werden, die Ursache von Krankheiten sein.

Akuter Fall

Sind zum Beispiel die Kopfschmerzen auf ein schweres Kummererlebnis zurückzuführen, leidet der Patient seit einem Sonnenstich, der Jahre zurückliegt, an Benommenheit, so kann dann von einem akuten Fall gesprochen werden, wenn es aufgrund der auslösenden Ursache zu einer konstitutionellen Veränderung des Patienten kam. Diese liegt dann vor, wenn der Patient sich seit diesem Ereignis emotional oder mental anders verhält oder sich seine Temperatur, sein Schlaf- oder Essensverhalten veränderten. Kam es dagegen zu keiner Veränderung konstitutioneller Faktoren, so handelt es sich – trotz auslösender Ursache – um einen chronischen Fall.

Chronischer Fall

Diese Unterscheidung ist deshalb wesentlich für die Therapie, weil immer zunächst alle akuten Krankheiten geheilt sein müssen, ehe eine konstitutionelle Behandlung möglich ist.

Auch dies sei an einem Fall erläutert.

Fallbeispiel

Ein 35jähriger Patient litt an starkem Haarausfall, der vor 3 Monaten begann und damals begleitet war von roten, extrem juckenden Pickeln am ganzen Körper. Ferner trat immer wieder ein ziehender Schmerz im Bereich des aufsteigenden Dickdarms auf, und es lag eine auf die Kopfhaut beschränkte Psoriasis sowie ein Pilz am rechten Zeh vor.

Diese knappe Krankheitsgeschichte wurde nun gezielt durch Fragen erweitert. Dabei zeigte sich u.a. Folgendes: Sowohl die Mutter als auch die Großmutter litten an einem Pilz am großen rechten Zeh. Diese Erkrankung scheint also aus der Konstitution entstanden zu sein. Die Psoriasis trat erst mit 15 Jahren auf, ein Jahr nach dem Tod des Vaters. Hier bestand anscheinend ein enger Zusammenhang. Die ziehenden Schmerzen traten mit 18 Jahren auf, kurz nach dem Ende der ersten großen Liebe. Der Haarausfall und der Hautausschlag wiederum waren eindeutig zurückzuführen auf einen heftigen Streit im Geschäft, der ihn sehr belastete und mit Zorn und Entrüstung verbunden war.

Hier war der Weg der Behandlung vorgegeben, da eindeutig zwischen akuten und chronischen Leiden unterschieden werden konnte. In diesem Fall war zunächst der Hautausschlag und der Haarausfall zu behandeln, wobei durch das angezeigte Mittel auch die Schmerzen im aufsteigenden Dickdarm verschwanden. Anschließend mußte das Mittel gegen die Psoriasis gesucht werden, die eindeutig auf den Tod des Vaters zurückgeführt werden konnte. Erst dann konnte das sogenannte konstitutionelle Mittel eingesetzt werden.

Vorgehen wie beim Zwiebelschälen

Diese Vorgehensweise in der klassischen Homöopathie kann gut durch das Bild der Zwiebel veranschaulicht werden. Der Kern der Zwiebel entspricht dabei der konstitutionellen Veranlagung des Menschen, während die Schalen der Zwiebel für all die akuten Krankheiten stehen, die sich der Konstitution im Laufe der Jahre »aufgelagert« haben. Die Therapie besteht nun darin, Schale für Schale »abzupellen«, um dann irgendwann einmal den Kern behandeln zu können. Dieses Behandeln Schicht für Schicht ist nicht immer einfach, und es kann oft lange dauern, bis die Ursache des jeweiligen Leidens gefunden wird.

Allgemeinsymptome

Sind alle vorhandenen, aber auch alle früheren Krankheiten abgeklärt, so geht der Behandler zu den sogenannten Allgemeinsymptomen über. Diese Symptome sind – im Gegensatz zu den bisher behandelten lokalen Erscheinungen – wesentlicher Ausdruck der Konstitution des Menschen, lassen also »tiefer blicken« und ermöglichen damit die Behandlung von chronischen Krankheiten.

Wichtige Themenbereiche

Den umfangreichen Fragenkatalog hier im einzelnen zu behandeln, ist nicht möglich. Es sei deshalb nur auf einzelne wichtige Themenbereiche hingewiesen: Friert der Patient leicht, oder ist es ihm eher zu warm, wie schläft er z. B. bei Vollmond, wie reagiert er auf Wetterwechsel, wie ist seine Empfindlichkeit gegen Wind und Zugluft, wird es ihm bei Autoreisen oder bei Schiffreisen leicht übel, was ißt er gerne, und wogegen hat er eine Abneigung, wo, wann und wieviel schwitzt er, wird es ihm leicht schwindlig? und vieles mehr.

Bei Frauen wird speziell auf das Thema der Menstruation eingegangen und z. B. gefragt, wann die erste Monatsblutung auftrat, wie lange der Abstand zwischen zwei Perioden ist und welche Besonderheiten sie aufweist.

Schlafverhalten

Wichtige Symptome ergeben sich darüber hinaus für beide Geschlechter aus dem Schlafverhalten. In welcher Lage der Patient schläft, ob er nachts während des Schlafs spricht oder mit den Zähnen knirscht, kann sehr wichtig für die Mittelfindung sein.

Gemütssymptome sind für die Mittelwahl meist entscheidend

Die für die Mittelwahl meist entscheidenden Symptome sind jedoch die *Gemütssymptome,* die zeigen, wie der Mensch emotional und mental auf die verschiedenen Situationen des Alltags reagiert.

- Mag er getröstet werden, wenn es ihm nicht so gut geht?

- Wie reagiert er auf Ärger?
- Bekommt er vielleicht Magenschmerzen?
- Ist er lieber allein oder in Gesellschaft?
- Vor welchen Dingen hat er Angst, und tritt diese nur bei bestimmten Situationen auf?
- Denkt er immer wieder an negative, vergangene Dinge?
- Wird er schnell zornig?

Das Repertoire der Fragen ist hier beinahe unbegrenzt. Welche der Homöopath im Einzelfall stellt, ergibt sich aus dem Gespräch.

Auf kleinste Regungen achten

Die Kunst, auf die kleinsten Regungen des Patienten – ein Zucken im Gesicht, ein Anspannen der Lippen, das Übereinanderschlagen der Beine im Moment der Frage, das Ballen der Faust, das tiefe Durchatmen – oder auf etwas anderes zu reagieren, ist nötig, um zur rechten Zeit die richtige Frage stellen zu können.

Voraussetzungen für den Behandler

Dieses »Lesen« im Gesicht des Patienten, dieses Reagieren auf die kleinsten Regungen gelingt dem Behandler aber nur dann, wenn er sich von einengenden Vorstellungen befreien kann und er sich seiner psychischen Muster bewußt ist.

Dies gelingt nur dem Behandler, der – frei von eigenen Theorien – offen ist für den Menschen, der ihm gegenübersitzt. Will der Homöopath jedoch nur seine eigenen Ansichten bestätigt wissen, wird er nie in der Lage sein, »Geheimnisse« zu heben.

Fragen durch Beobachtungen ergänzen

Ergänzt werden diese Fragen durch Beobachtungen. Hahnemann besaß, wie die meisten alten Ärzte, diese Fähigkeit im großen Maße. Heute jedoch ist dies eine seltene Gabe, zu sehr lenken Laboruntersuchungen und Röntgenaufnahmen ab, so daß darüber der Patient vergessen wird. Fast niemand nimmt noch Notiz von der Farbe des Gesichts, davon, ob das obere Lid der Augen herabhängt oder die Augen unnatürlich geöffnet sind. Die Farbe der Zunge, der Lippen, die Spannung der Haut, der Geruch des Schweißes, die Form der Nase und vieles mehr bleiben unbeachtet. Das Eigentümliche, das Besondere, das, was den einzelnen Menschen auszeichnet, bleibt in der heutigen Medizin weitgehend unberücksichtigt.

Aussagen Hahnemanns

Hahnemann, der sich dieses Problems bewußt war, schreibt hierzu: »Es lassen sich fast ein Dutzend Menschengesichter in einer Stunde auf Papier und Leinwand hinwerfen, wenn man nicht auf Ähnlichkeit sieht, aber eine einzige treffende Porträtskizze erfordert wenigstens eben so viel Zeit und ungleich mehr Beobachtungsgabe und Treue der Darstellung.«

Fallbeispiel

Wie sehr Eigenbeobachtungen und die Kunst des Fragens zusammenspielen können, möchte ich an einem Fall zeigen, den mein Lehrer während einer Fortbildung vortrug. Er war bei einer Patientin zum Tee eingeladen. Sie litt an einem Dekubitus (Wundliegen) im Bereich des Gesäßes, der so groß war, daß das entstandene Loch bis zum Beckenknochen reichte. Sie tranken Tee und aßen Kuchen. Da sagte auf einmal die Patientin: »Passen Sie auf, daß Ihr Kuchen nicht umfällt!« Das Stückchen Kuchen, das sich auf dem Teller meines Lehrers befand, stand aber aufrecht, und nichts deutete darauf hin, daß es umfallen könnte.

Angeregt durch diese Bemerkung wurde die Krankenschwester befragt, ob ihr schon ähnliches bei der Patientin aufgefallen sei. Sie berichtete, daß wenn sie auf einem Hocker stehe, um etwas aus dem oberen Regal zu entnehmen, die Kranke immer Angst um sie habe, befürchte, sie könne herabfallen, obwohl nichts darauf hindeute.

Dieses besondere Symptom, daß jemand glaubt, »Gegenstände wollen fallen«, ist aber nun in der Homöopathie bekannt, wobei 4 Mittel grundsätzlich in der Lage sind, diesen Zustand zu heilen: *Argentum nitricum, Cannabis indica, Hyoscyamus niger* und *Stramonium.* In diesem Fall wurde *Argentum nitricum* verordnet, da es als einziges dieser 4 Mittel in der Lage ist, auch einen Dekubitus zu heilen. Nach der Einnahme heilte die wundgelegene Stelle vollkommen, ohne daß in den nächsten Jahren ein Rückfall oder eine nochmalige Erkrankung eintrat.

Je mehr es in der Anamnese gelingt, derartige »auffallende, sonderliche, ungewöhnliche und eigenheitliche (charakteristische)« Symptome zu finden, desto ähnlicher wird das Mittel sein. Das Besondere zu finden, ist die Aufgabe des Homöopathen, d. h. die Suche nach dem, was man eben gerade nicht erwartet. Also z. B. Kopfschmerzen, die durch Bücken besser werden, wenn jemand bei Herzbeschwerden nur auf der rechten Seite liegen kann, Halsschmerzen, die nur beim Niesen auftreten, oder Magenschmerzen nur bei Berührung und vieles mehr.

Das Besondere zu finden, ist die Aufgabe des Homöopathen

Grenzen der Anamnese

Zu lange Medikamenteneinnahme

Ein großes Problem bei der Anamnese stellen die Patienten dar, die bereits seit längerer Zeit Medikamente einnehmen. Denn dadurch werden wichtige Symptome unterdrückt bzw. verändert, so daß es unmöglich ist, sie genau zu erfassen. Jemand, der ein Schlafmittel nimmt, weil er an Schlaflosigkeit leidet, kann eben über diese Krankheit keine Aussagen mehr machen. Hier sind entweder – wo dies möglich ist – die Medikamente abzusetzen und zu warten, bis die Symptome wieder auftauchen, oder – falls dies nicht möglich ist – der Zustand muß genommen werden, der vor der Einnahme der Medikamente herrschte. Dies gilt auch für die Pille, die, abgesehen von ihren Nebenwirkungen, den Monatszyklus der Frau erheblich verändert. Ähnlich ist es auch, wenn der Patient glaubt, durch einige Tassen Kräutertee, durch Vitamine, Mineralien und Aufbausäfte sich täglich Gutes tun zu müssen. Hier werden wichtige Symptome unterdrückt bzw. verändert. In einem solchen Fall kann es sinnvoll sein, dem Patienten zu raten, alles zu essen und zu trinken, auf das er Lust hat, um die Krankheit wieder erkennen zu können.

Pille

Kräutertee, Vitamine

Es gibt aber auch Patienten, die besonders schwer zu behandeln sind. Zum einen sind dies jene, die sich

Schwer zu behandelnde Patienten

nicht gut beobachten können. Patienten also, die nicht wissen, ob der Schmerz stechend, bohrend oder ziehend ist, ob die Halsschmerzen durch kalte oder warme Getränke besser werden, wo genau nun die Schmerzen sind und wann diese auftreten. Zum anderen sind es Menschen, die dem Homöopathen »schweigsam wie ein Grab« gegenübersitzen, denen man jede, auch die kleinste Information, mühsam abringen muß. Hier wird aus der Kunst der Homöopathie schnell ermüdende, schwere Arbeit.

Aber auch das krasse Gegenteil bedingt Probleme. So gibt es Patienten, die über Jahre hinweg jede Kleinigkeit ihrer Krankheit in Büchern festhalten und dabei oft das Wichtigste vergessen, während andere, leicht hypochondrisch veranlagte Patienten dazu neigen, alles in den grellsten Farben zu schildern. Hier kann es lange dauern, bis sich Unwichtiges vom Wichtigen unterscheiden läßt, bis der rote Faden gefunden wird, der Heilung ermöglicht.

Zu der Gruppe von Patienten, die besonders schwer zu behandeln sind, gehören aber auch jene, die entweder nach einer jahrelangen Psychoanalyse oder durch ihre einseitige intellektuelle Prägung dazu neigen, alles zu interpretieren und zu hinterfragen, anstatt einfach wahrzunehmen. Hier ist es oft sehr mühsam, diese Menschen immer wieder von ihren intellektuellen »Ausflügen« zurückzuholen, um irgendwann einmal zu erfahren, wo denn der Schmerz überhaupt ist und wie er sich anfühlt.

Die Bedeutung der Diagnose

Die heilende Arznei wird immer nach dem Ähnlichkeitsgesetz gefunden

Welche Bedeutung hat der Krankheitsname für die Anamnese? Für die Mittelwahl ist er nur von geringerer Bedeutung, da die heilende Arznei immer nach dem Ähnlichkeitsgesetz gefunden wird, egal, ob es sich um Halsschmerzen, Durchfall oder irgend etwas anderes handelt. Während also die Schulmedizin die Therapie aus der Diagnose ableitet, ist dies in der Homöopathie nicht möglich.

Schulmedizin faßt Krankheiten gerne in Gruppen zusammen

Der Grund liegt vor allem darin, daß die Schulmedizin Krankheiten gerne in Gruppen zusammenfaßt, ohne dabei individuelle Symptome zu berücksichtigen. So spricht sie allgemein von Kopfschmerzen und unterteilt diese höchstens in ein paar Gruppen, während die Homöopathie viel genauer differenziert und jedes individuelle Symptom, wie ich bereits zeigte, für die Mittelwahl von Bedeutung ist. Wer so arbeitet, wird erkennen müssen, daß es nicht zwei Kopfschmerzen gibt, die miteinander identisch sind.

Hahnemann, dem diese Tatsache bekannt war, schlug deshalb vor, man solle nie von Kopfschmerzen, Durchfall oder Angina pectoris sprechen, sondern es wäre sinnvoller, zu sagen, der Patient leide an einer Art Kopfschmerz, Durchfall oder Angina pectoris.

Worin liegt die Bedeutung der Diagnose für den Homöopathen?

Zum einen ermöglicht natürlich die Diagnose auch eine Prognose, zum anderen – und dies ist in der Homöopathie noch wichtiger – kann nur anhand der Diagnose die Unterscheidung zwischen wichtigen und unwichtigen Symptomen getroffen werden. Denn Symptome, die typisch sind für die Krankheit, sogenannte *pathognomonische Symptome,* sind unwichtig für die Mittelwahl.

Unterscheidung zwischen wichtigen und unwichtigen Symptomen

Daher braucht der Homöopath ein großes Fachwissen und viel Erfahrung, um immer wieder im Einzelfall entscheiden zu können, welches Symptom nun typisch und welches untypisch für eine Krankheit ist, d. h., welches Symptom erwartet man und welches Symptom überrascht. Besonders auffallend sind z. B. folgende Symptome: Kopfschmerzen, die im Sitzen verschwinden, aber schlagartig mit dem Aufstehen wieder einsetzen; Ohrenschmerzen, die besser werden durch

Homöopathie braucht ein großes Fachwissen und viel Erfahrung

Auffallende Symptome

kalte Luft, Herzschmerzen, die nur durch Beugen nach vorn verschlechtert werden; Magenschmerzen nur nachts um 2 Uhr.

Abschließend sei noch an 3 Fällen gezeigt, wie wenig die Diagnose, aber wie sehr die Individualität des Falles Bedeutung für die Mittelwahl hat.

Fall 1

Eine 35jährige Frau litt an Schmerzen der rechten Schulter. Vor etwa 6 Jahren arbeitete sie in einem Büro, als die Schmerzen begannen. Sie konnte sich noch erinnern, daß sie ständig in der Zugluft saß. Damals hatte sie die Schmerzen nur nachts, tagsüber waren keine Schmerzen vorhanden. Erst in letzter Zeit schmerzte es, den Arm hochzuheben. Auch das Liegen auf der Schulter tat seit einigen Wochen nachts weh.

Sanguinaria wurde verordnet (Schulterschmerzen rechts, Schulterschmerzen nachts, Schmerzen beim Hochheben des Arms), worauf die Frau von ihren Schmerzen befreit wurde.

Fall 2

Es handelt sich hier um den am Anfang des Buches erwähnten Fall.

Die Patientin ist 38 Jahre alt. Seit einer Woche litt sie an bohrenden Schmerzen in der rechten Schulter. Jede Armbewegung, jede geringste Erschütterung, sogar behutsames Gehen verschlimmerte die Schmerzen. Diese waren so schlimm, daß sie des öfteren weinen mußte und ihr immer wieder übel wurde. An Schlaf war so gut wie nicht zu denken. Morgens war alles ein wenig besser. Vor diesen Beschwerden tat ihr das linke und das rechte Knie, das Handgelenk, die linke Schulter und das linke Kiefergelenk weh.

Nach längerem Nachforschen ergab sich folgender interessanter Hinweis: Vor einem halben Jahr, an Weihnachten, hatte sie Streit mit ihrer Schwiegermutter und erkrankte anschließend an einer Halsentzündung. Diese hoch fieberhafte Halsentzündung wurde durch Antibiotika unterdrückt.

Der Patientin wurde *Sulfur LM 6* verordnet (Folgen

von Unterdrückung durch Antibiotika, Gliederschmerzen wandernd von einer Stelle zur anderen, Schulterschmerzen durch Gehen und Erschütterung). Davon nahm sie am Nachmittag und am frühen Abend je 3 Tropfen. Noch am gleichen Tag war die Patientin fast schmerzfrei, die restlichen Schmerzen verschwanden am nächsten Tag. Am übernächsten Tag – dies ist interessant, weil es den Zusammenhang zwischen den Hals- und den Schulterschmerzen bestätigt – traten Halsschmerzen auf, die nach einem Tag wieder verschwanden.

Fall 3

Der Patient war 32 Jahre alt und litt an sehr heftigen Schmerzen der linken Schulter. Diese Schmerzen hatte er schon vor einem Monat. Auf das damals verordnete homöopathische Mittel verschwanden sie fast vollständig. Eine konstitutionelle Behandlung, die jedoch nötig gewesen wäre, konnte aus Zeitgründen nicht durchgeführt werden.

Bei der Anamnese ergaben sich nun folgende Symptome: Den Schmerzen war eine Halsentzündung mit allgemeiner Erkältung vorausgegangen. Seit dieser Zeit war die Zunge gelb belegt, und ein starker bitterer Mundgeschmack trat vor allem gegen Morgen auf. Bereits bei der kleinsten Berührung der Schulter empfand er stechende Schmerzen, die am besten in Ruhe zu ertragen waren.

Der Patient erhielt *Bryonia C 30* (Gliederschmerzen nach einer Erkältung, bitterer Mundgeschmack morgens, stechende Schulterschmerzen schlimmer durch Bewegung und besser durch Ruhe). Die akuten Schmerzen verschwanden schnell. Nach einer Woche waren nur noch leichte Beschwerden vorhanden, die nach einer erneuten Gabe des Mittels verschwanden. In diesem Fall muß jedoch, wie schon erwähnt, der akuten Schmerzbeseitigung eine chronische Behandlung folgen, da die rheumatische Diathese (die angeborene Neigung zu einer rheumatischen Erkrankung) austherapiert werden muß, um eine Heilung sicherzustellen.

Voraussetzung der Anamnese

Wie wir gesehen haben, setzt eine gute Anamnese vieles voraus. Nur ein Behandler, der wirklich am Leiden des Patienten interessiert ist und dem es gelingt, Kontakt herzustellen, kann die für die Mittelwahl wichtigen Symptome entdecken. Eine große Hilfe kann dabei sein, wenn der Patient Symptome im Augenblick ihres Auftretens so genau wie möglich zu Hause schriftlich erfaßt. Dies schult seine Beobachtungsgabe und ermöglicht auch in schwierigen Fällen Heilung.

Schwieriger Wechsel von einem Homöopathen zum anderen

Gerade die Anamnese ist oft der Grund, warum es so schwierig ist, von einem Homöopathen zum anderen zu wechseln. Dieser Wechsel gelingt nur dann, wenn der Erstbehandler dem Nachbehandler alle Informationen zukommen läßt, über die er verfügt, setzt also Kollegialität in hohem Maße voraus.

Beispiel einer knappen Anamnese

Abschließen möchte ich dieses Kapitel mit einer Anamnese, die zeigen wird, wie umfangreich die Aufzeichnungen schon bei einem »normalen« Fall sind, der durch keine akuten Ursachen belastet ist.

Hände

Die Patientin ist 24 Jahre alt und leidet an einem Hautausschlag an den Händen. Ihre Hände sind schon immer feucht. Immer wieder schuppt sich die Haut an den Händen. Selten kommt es zu einem Jucken am Rande der Handteller. Heißes Wasser an den Händen oder das Halten einer heißen Tasse tut richtig weh. Der Hautausschlag begann an den Fingerkuppen. Abends ist der Ausschlag am schlimmsten. Im Urlaub ist der Ausschlag immer besser. Der Ausschlag ist im Winter eher ein wenig schlimmer, aber eigentlich das ganze Jahr über vorhanden. An den Fingerkuppen sind die Hände vor allem abends leicht aufgesprungen.

Kopf

Früher hatte sie starke Kopfschmerzen, die eher abends auftraten. Jede Bewegung der Augen tat dann weh.

Sie leidet immer an einem leichten Stockschnupfen. Nase

Sie schwitzt nachts teilweise so, daß sie richtig naß ist. Dies ist meist mitten in der Nacht. Schweiß

Die Füße sind schon immer leicht kalt, und der Fußschweiß ist übelriechend.

Sie hat ein großes Verlangen nach frischer Luft und schläft immer bei offenem Fenster. Allgemeinsymptome

Als Kind erbrach sie fast immer beim Autofahren.

Sie ißt sehr gerne salzig und gerne essig-sauer.

Sie hat eine Abneigung gegen Tomaten, wobei dies daher kommen kann, daß sie diese früher immer essen mußte.

Sie mag es eher lieber warm und zieht sich im Winter auch immer wärmer an.

Sie neigt zu leichter Parodontose.

Sie mag lieber Gesellschaft und ist nicht gerne allein.

Vor 10 Jahren starb ihr Großvater, was für sie ein großer Schock war.

Wenn sie Geräusche hört und allein ist, dann kann sie sich schon erschrecken.

Sie spricht im Schlaf.

Sie träumte oft vom Fallen und erwacht dann beim Aufprall.

Behandlung

In diesem Fall wurde *Sulfur LM 18* verordnet (Sprechen im Schlaf, Fallen aus großer Höhe im Traum, Verlangen nach Gesellschaft, Schweiß reichlich nachts, Schweiß nach Mitternacht, Fußschweiß übelriechend, Hautausschlag mit Schuppen, Haut mit feinen Rissen). Die Patientin nahm von diesem Mittel jeden 3. Tag 3 Tropfen. Nach einigen Wochen verschwand der Hautausschlag, und die Dosierung des Medikaments wurde nochmals verringert. Die Patientin ist nun seit knapp einem Jahr beschwerdefrei.

> Diese Fälle sollen zeigen, daß die Mittelwahl nicht von der Diagnose abhängt und eine Vielzahl von Symptomen nötig ist, um das ähnlichste Mittel zu finden.

Warum werden wir krank?

Krankheit – ein Ausdruck des ganzen Menschen

Beispiel

Frau Müller wartet wie jeden Tag auf den Bus, der sie ins Büro bringen wird. Es ist November, das Wetter ist naßkalt und ungemütlich. Wie immer um diese Jahreszeit sind die meisten Menschen um sie herum erkältet. Hoffentlich, denkt sie sich, bekomme ich dieses Mal keine Erkältung. Doch pünktlich wie jedes Jahr – vielleicht haben es die abwehrsteigernden Tropfen einige Tage hinausgeschoben – erwischt es auch sie.

Waren es die Erreger, die, wie man hört, heuer besonders aggressiv sein sollen? Nein, diese allein können es wohl nicht gewesen sein, denn sonst hätte sich ja auch ihr Mann erkältet, der jeden Tag mit demselben Bus zur Arbeit fährt.

Warum werden die einen krank, die anderen aber nicht?

Rückgang der akuten Infektionskrankheiten

Diese Frage stellt sich immer öfter in einer Zeit, in der zwar die Lebenserwartung zunimmt, begleitet jedoch von einer Zunahme der chronischen Krankheiten. So gingen in diesem Jahrhundert die akuten Infektionskrankheiten zurück, was, wie die Arbeiten von Dr. med. Gerhard Buchwald zeigen, übrigens nicht ein Erfolg der Impfungen, sondern eindeutig auf die bessere Nahrungsversorgung zurückzuführen ist, während die chronischen Erkrankungen ebenso rapide zunahmen, allen voran Herz- und Kreislauferkrankungen, Allergien und Krebs. Diese Entwicklung ist ein Zeichen für die zunehmende Degeneration unseres Abwehrsystems, welches nicht mehr in der Lage ist, akut zu reagieren, so daß es nicht überrascht, wenn am Ende dieser Entwicklung therapieresistente Lungenentzündungen und Aids stehen.

Zunehmende Degeneration unseres Abwehrsystems

Was aber ist unter dem Begriff Krankheit zu verstehen?

Auch hier stehen sich Homöopathie und Allopathie gegenüber, bzw. auch hier erweitert die homöopathische Sicht das Denken der klassischen Medizin, welches Kent, einer der genialsten Interpreten Hahnemannscher Homöopathie, der in Nordamerika praktizierte, so treffend beschreibt:

Meinung Kents

»Die Parteigänger des Galenismus (damit meint Kent die etablierte Schulmedizin) kümmern sich nur um die letzten Folgen langer Entwicklungen, beobachten nur die objektiven materiellen Endresultate der Krankheiten. Sie verkennen oder verneinen das, was das Wesen des Menschen ausmacht, was er ist, wo er herkommt, wie er sich in Krankheit und Gesundheit verhält. Wenn sie von kranken Menschen sprechen, so unterhalten sie sich nur über die materiellen Bestandteile seines Körpers – seine Gewebe. Für sie charakterisieren die geweblichen Veränderungen die Krankheit, sie machen Alpha und Omega all dessen aus, was sich als Krankheit darstellt, von deren Anfängen bis zu deren Ende. Sie erklären, jede Krankheit sei ein Ding ohne tiefere Grundursache. Die Jünger Galens anerkennen nur, was ihre Finger tasten, was ihre Augen sehen; alles, was ihre Sinne – ohne oder mit Unterstützung perfekter Instrumente – nicht erkennen können, existiert für sie nicht. Das Mikroskop erweitert ihre Erkenntnismöglichkeiten und verfeinert ihr Wahrnehmungsvermögen. Die mikroskopisch sichtbaren Gewebeveränderungen sind für sie Beginn und Ende jeder Krankheit, als Resultate ohne immaterielle Ursachen.

Das ist kurz zusammengefaßt, was die Allopathie von der Natur der Krankheit lehrt.«[13]

Versuch, anhand von objektiven Symptomen eine Diagnose zu stellen

Wer so denkt, wer also die Krankheit als etwas vom Menschen Abgetrenntes betrachtet, wird immer nur versuchen, anhand von objektiven Symptomen eine Diagnose zu stellen. Eine derartige Momentaufnahme erfaßt jedoch – dies wird dabei vergessen – immer nur einen Teil der Wahrheit, weil die subjektiven Symptome, die Vergangenheit, der Mensch an sich vernachlässigt wurde.

Fallbeispiel

Lassen Sie mich dies kurz an einem Beispiel erläutern: Eine 30jährige Patientin geht, da sie des öfteren an Halsschmerzen leidet, zum Hals-Nasen-Ohren-Arzt. Die Untersuchung ergibt jedoch keinen objektiven Befund, d. h., der Hals ist weder gerötet noch geschwollen und weist auch keine degenerativen Veränderungen auf. Keine objektiven Symptome, keine Diagnose, keine Therapie – vielleicht ist es die Psyche.

Aus der Sicht der Homöopathie dagegen weist der Fall viele Symptome auf. Die Patientin erwacht jeden Morgen mit Halsschmerzen. Diese sind fast immer schlimmer, wenn sie während der Nacht das Fenster offenläßt. Immer wieder lösen akute Phasen diesen chronischen Zustand ab. Dann empfindet sie den Hals als trocken und heiß und hat beim Atmen das Gefühl, als ob eine Feder im Hals kratzen würde. Dabei tränen die Augen, und die Nase läuft wie Wasser. Verbunden mit diesem Schnupfen und den Halsschmerzen sind dann rote, heiße Wangen, kalte Hände und ein Gefühl, als ob der Kopf in Watte gepackt sei. Beim letzten Mal war auch die Stimme erheblich beeinträchtigt, wobei dies meist morgens am schlimmsten war und sich gegen Abend besserte. Seit einem Jahr leidet sie an Schilddrüsenbeschwerden. Das Gesicht wird bei Anstrengung knallrot, das Herz klopft schnell und stark. Verbunden damit ist Schweiß, der im Bereich der Achselhöhlen riecht. Das Gesicht ist fleckig rot. Die Periode ist schon immer unregelmäßig.

Die weiteren Symptome lasse ich nun außer acht, da

schon diese kleine Aufzählung genügt, um zu zeigen, daß hier der ganze Mensch krank ist und der Hals lediglich ein Projektionsfeld für diese innere Verstimmung darstellt.

Unterschied zwischen Homöopathie und Allopathie

An diesem Fall wird der große Unterschied zwischen Homöopathie und Allopathie deutlich: Während die Schulmedizin Krankheiten immer nur so genau wie möglich zu differenzieren weiß, stellt die Homöopathie den Kranken in den Mittelpunkt ihrer Betrachtung, ohne darüber das Wissen um die Krankheiten zu vergessen.

§ 1 des Organon

So lautet der 1. Paragraph des Organon auch: »Des Arztes höchster und einziger Beruf ist, kranke Menschen gesund zu machen, was man Heilen nennt.«

Der Kranke steht im Mittelpunkt, nicht die Krankheit

Der Kranke steht somit im Mittelpunkt, nicht die Krankheit. Die Erreger dagegen, denen die Schulmedizin so große Betrachtung beimißt, sind »nur die Folgen der Krankheit, ... nur die reinigenden Elemente, welche die Krankheit begleiten, und müssen in jeder Hinsicht als harmlos angesehen werden. Sie sind Bestandteil des materiellen Krankheitsprozesses und finden sich fast überall, wo diese sich festgesetzt hat. Der Gebrauch des Mikroskops hat erlaubt herauszufinden, daß jeder pathologische Prozeß auch seine zugehörige Mikrobe hat.«

Dies mag erklären, warum wir nicht alle an Kinderlähmung oder anderen schweren infektiösen Leiden erkranken, obwohl wir deren Erreger fast alle in uns tragen.

Der Mensch ist eine Einheit aus Körper, Fühlen und Denken

Um den Begriff des Kranken besser zu verstehen, ist es nötig, den Menschen näher zu betrachten, der eine Einheit aus Körper, Fühlen und Denken darstellt und deshalb mehr ist als nur sein Körper. Körper, Fühlen und Denken, diese drei Bereiche nun, stehen nicht gleichberechtigt nebeneinander, sondern bilden eine hierarchische Ordnung, die vom Feinstofflichen zum Grobstofflichen geht, d. h., das Denken steht über dem Fühlen, dieses wiederum über dem Körper.

So zeigt in diesem Sinne ein auf den Körper be-

Psychische Störungen zeigen, daß die Krankheit in der Tiefe des Menschen Wurzeln gefaßt hat

schränktes Leiden, daß die Erkrankung noch weit vom Zentrum entfernt ist, während psychische Störungen, die schon über längere Zeit bestehen, darauf hinweisen, daß die Krankheit bereits in der Tiefe des Menschen Wurzeln gefaßt hat.

Beispiel Hautkrankheit

Liegt eine Erkrankung des Körpers vor, so versucht dieser – dies zeigt die Beobachtung –, vor allem seine »edlen Organe« zu schützen, d.h. die Krankheit soweit wie möglich »außen« anzusiedeln. Eine Hautkrankheit stellt somit, da die Haut ein weniger wichtiges Organ ist, eine Erkrankung an der äußersten Peripherie des Menschen dar. Wird ein solches Leiden, das immer Ausdruck einer inneren Störung ist, durch Salben oder Medikamente unterdrückt, so muß die Krankheit auf edlere Organe ausweichen, oder die im Inneren schlummernde Krankheit wird geweckt.

Was da im Inneren schlummert und durch die Unterdrückung des Hautausschlags geweckt wird, weiß niemand vorher. So kann ein derartiges Vorgehen z.B. rheumatische Beschwerden oder eine chronische Entzündung der Kiefernhöhlen zur Folge haben, aber auch schwere und schwerste Organerkrankungen, ja tiefgreifende psychische Veränderungen sind möglich.

Allgemein kann gesagt werden: Je öfter unterdrückt wird, desto edlere Organe können betroffen sein, so daß es zu Erkrankungen des Herzens, der Hypophyse und des Gehirns kommen kann, sogar neurotische und psychotische Veränderungen möglich werden.

Warum werden wir krank?

Jeder Mensch besitzt ein elektromagnetisches Feld

Krankheit setzt Empfänglichkeit voraus. Um diesen Begriff besser beschreiben zu können, gelte folgende Hypothese: *Jeder Mensch besitzt ein elektromagnetisches bzw. elektrodynamisches Feld.*

Hierbei weist das Feld eines jeden Menschen eine spezifische, individuelle Schwingungsfrequenz auf, die primär abhängig ist von seinem Gesundheitszustand. Die Frequenz ist dabei um so höher, je gesünder der Mensch ist.

Entsprechend besitzt auch jede Krankheit eine bestimmte Frequenz, die sie von allen anderen Krankheiten unterscheidet. Da Erkranken aber nun Resonanz voraussetzt und diese wiederum ähnlicher Schwingungen bedarf, gilt nach diesem Modell Folgendes:

Jede Krankheit besitzt eine bestimmte Frequenz

> Ein Mensch kann nur dann an einem Leiden erkranken, wenn die Schwingung der Krankheit seiner eigenen Schwingung zumindest ähnlich ist. Ist dagegen die Schwingung des Menschen höher oder niedriger als die krankmachende Frequenz, ist eine Erkrankung ausgeschlossen.

Dies ist anscheinend der Grund, warum ein Gesunder nicht krank wird, bzw. warum es Schwerkranke gibt, die von einer akuten Epidemie verschont bleiben, und das erklärt auch die Tatsache, daß ein Mensch, der schwer psychisch gestört ist, oft körperlich gesund ist, weil sich die Krankheit bis in die tiefsten Tiefen des Menschseins vorgearbeitet und die äußeren Schichten, die ehemaligen körperlichen Leiden, schon weit hinter sich gelassen hat.

Grund, warum ein Gesunder nicht krank wird

Um auf das anfangs erwähnte Beispiel zurückzukommen: Es erkrankt nur der an einem Schnupfen, der dafür empfänglich ist, alle anderen bleiben verschont, entweder weil sie »zu gesund« oder »zu krank« sind.

Die sogenannten akuten Krankheiten

In der Homöopathie unterscheidet man ähnlich wie in der Schulmedizin zwischen akuten und chronischen Leiden, wobei im Gegensatz zur klassischen Medizin als »akut« nicht nur diejenigen Krankheiten bezeich-

Krankheiten, die auf eine bestimmte Ursache zurückgeführt werden können

net werden, die heftig verlaufen, sondern auch jene, die auf eine bestimmte Ursache zurückgeführt werden können. Hierbei, so zeigt die Erfahrung, kommen vor allem 4 Ursachen in Frage: psychische Belastungen, unterdrückende Therapien, schwere Erkrankungen und Impfungen. Vor allem die psychischen Belastungen – man denke an Kummer, Liebeskummer, Enttäuschung, Entrüstung und Ärger – sind von Bedeutung.

Zwei Beispiele sollen dies verdeutlichen:

Fall 1

Die Patientin, 47 Jahre alt, litt seit 17 Jahren an einer sehr schmerzhaften Armneuralgie. Im Bereich der linken Halsseite klagte sie über zum Teil sehr heftige neuralgische Schmerzen, die sich über den Arm und den Ellbogen zum kleinen Finger und zum Ringfinger erstreckten. Vor Jahren tat auch noch die linke Schulter und das Schulterblatt weh, wobei sich auch dieser Schmerz bis in den Arm hinein erstreckte. Der linke Handrücken und der Unterarm waren geschwollen, die Finger fühlten sich heiß an. Während den Fingern Kälte guttat, war der Arm sehr empfindlich gegen kaltes und lauwarmes Wasser. Schon ein kurzes Eintauchen in das Wasser machte die Schmerzen unerträglich und ließ sie aufschreien. Morgens waren die Schmerzen oft fast verschwunden, während sie über den Tag hin durch Bewegungen zunahmen, um dann abends am stärksten zu sein.

Auf die Frage, wann dies alles begonnen habe, erzählte die Patientin Folgendes: Im August 1970 ließ sie sich von ihrem Mann scheiden. Die unglückliche Ehe hatte sie psychisch sehr stark belastet, und sie war in dieser Zeit am Ende ihrer Kräfte. Sie kann sich noch genau erinnern, wie sie am Tag der Scheidung vor dem Gerichtssaal auf die Verhandlung wartete und ihr Mann von hinten an sie herantrat und ihr die Hand auf die linke Schulter legte, um ihr zu sagen, daß sie aufgerufen wären. In diesem Moment, das weiß sie noch ganz genau, begannen leichte Schmerzen in der linken Schulter, die in den nächsten Wochen zunahmen und in einer Neuralgie gipfelten. Hier war die Ursache eindeutig Kummer.

Das Simile, das diesem Fall genau entsprach, war *Arsenicum album* (Beschwerden durch Kummer, Gliederschmerzen schlechter durch kaltes Wasser). Dieses Mittel wurde in der LM 6 verordnet. Die Patientin – dies ist eine Ausnahme und nur durch die Schwere des Falles verständlich – nahm 14 Tage lang täglich 3 Tropfen von diesem Mittel. Dann wurde die Dosis auf jeden 3. Tag 3 Tropfen reduziert. Nach etwa 4 Wochen war die Patientin vollkommen beschwerdefrei, die Schmerzen traten seitdem nicht mehr auf.

Diese Dosierung mag für den Laien sehr gering erscheinen, sie genügt jedoch, weil die Mittel nicht stofflich wirken, sondern Einfluß nehmen auf das »unpassende Feld«, von dem ich schon sprach, und damit die Symptome nicht von außen unterstützt werden, sondern Heilung von »innen« geschieht, indem eine »Fehlinformation«, an der die Lebenskraft »erkrankte«, gelöscht wird.

Fall 2

Eine 28jährige Patientin kam mit akuten Schmerzen im Unterbauch in die Praxis. Wie sich herausstellte, war dem Ganzen ein heftiger Streit mit ihrer Chefin vorausgegangen. Sie hatte sich dabei unvorstellbar geärgert. Die nach dem Streit aufgetretene Übelkeit verschwand jedoch am Abend wieder. Gegen 23 Uhr trat plötzlich ein heftiger Durchfall auf, der von krampfartigen Schmerzen im Unterbauch begleitet war. Diese Schmerzen, links und rechts unterhalb des Nabels, traten in Intervallen auf und wurden durch Wärme und Anziehen der Knie gebessert, während das Gehen sehr unangenehm war. Auch der Stuhlgang verschlimmerte die Schmerzen.

Es wurden 3 Globuli (Zuckerkügelchen) *Colocynthis C 30* verordnet (Bauchschmerzen nach Ärger, Schmerzen besser durch Anziehen der Knie), worauf die Schmerzen schnell verschwanden.

Neben psychischen Belastungen sind vor allem unter-

Unterdrückende Therapien sind eine wesentliche Ursache von Erkrankungen

drückende Therapien eine wesentliche Ursache von Erkrankungen. Immer wieder muß der Homöopath feststellen, daß die Unterdrückung von Symptomen schlimme Folgen haben kann. Daß hierbei nicht nur an Antibiotika und Sulfonamide, sondern auch an sogenannte Hausmittel gedacht werden muß, wird einer der beiden nächsten Fälle illustrieren.

Fall 3

Ein 32jähriger Patient kam mit akuten rheumatischen Schmerzen in der linken Schulter in die Praxis. Bei jeder Bewegung nahmen die stechenden Schmerzen zu. Berührung vertrug er auch nicht. Wie er weiter berichtete, litt er vor einem halben Jahr an sehr ähnlichen Schmerzen der rechten Hüfte. Die damals vom Arzt verordneten Schmerzzäpfchen befreiten ihn jedoch nach einiger Zeit von den Schmerzen.

Der Fall war eindeutig. Die Hüftschmerzen waren unterdrückt worden und tauchten nun wieder als Schulterschmerzen auf. Das ähnlichste Mittel war hier *Sulfur* (Beschwerden nach Unterdrückung, stechende Schulterschmerzen schlimmer durch Bewegung, Schulterschmerzen links). Es wurde wieder eine LM 6 verordnet, jedoch nur jeden 3. Tag 3 Tropfen. Nach etwa 3 Wochen war der Patient fast vollkommen beschwerdefrei. In diesem Fall mußte jedoch diesem Mittel noch eine konstitutionelle Behandlung folgen, da, wie die Anamnese zeigte, das Rheuma auf eine erbliche Belastung zurückzuführen war.

Fall 4

Eine 33jährige Patientin litt an einer chronischen Kiefernhöhlenentzündung. Diese war durch die Einnahme eines homöopathischen Mittels schon fast vollkommen ausgeheilt, als sie sich erneut stark erkältete. Da ich während dieser Zeit in Urlaub war, kurierte sie sich selbst mit Hausmitteln. Die starken Halsschmerzen bekämpfte sie, indem sie mit Salbei gurgelte, worauf diese nach und nach verschwanden. Seit jener Zeit jedoch erholten sich auch die Kiefernhöhlen nicht mehr.

Ich wiederholte zuerst das Mittel, das seinerzeit die

Kiefernhöhlen ausgeheilt hatte, jedoch ohne Erfolg. Erst als bei der Mittelwahl berücksichtigt wurde, daß es ja der Salbei war, der die Halsschmerzen unterdrückt hatte, konnte der Patientin geholfen werden, indem durch das homöopathische Mittel die Unterdrückung, die der Salbei verursacht hatte, rückgängig gemacht wurde und damit Heilung möglich war.

Dieser Fall zeigt, daß letztlich alles unterdrücken kann, was allopathisch, d. h. gegensinnig verwendet wird. Entscheidend ist immer wieder, ob das verwendete Mittel wirklich ähnliche Symptome bei einem Gesunden hervorrufen kann oder nicht. Wenn nicht, dann wirkt das Mittel allopathisch, auch dann, wenn es sich um einen pflanzlichen Extrakt handelt.

Entscheidend ist, ob das Mittel wirklich ähnliche Symptome bei einem Gesunden hervorrufen kann

Aus diesem Grund wirken allopathische Medikamente, Operationen und medizinische Bäder oft unterdrückend, da sie fast immer gegen die Krankheit gerichtet sind. Dies gilt allerdings auch entsprechend für homöopathische Arzneimittel, wenn diese gegen die Krankheit, den Schnupfen, die Ohrenschmerzen eingesetzt werden, anstatt für den Kranken. Deshalb können wir nur dann von einer homöopathischen Behandlung sprechen, wenn bei der Verordnung der Globuli der ganze Mensch, d. h. konstitutionelle Faktoren, berücksichtigt wurden.

Allopathische Medikamente wirken oft unterdrückend

Bei der Verordnung der Globuli auf den ganzen Menschen achten

Diese Aussage – und ich kann es verstehen – werden einige Leser mit Kopfschütteln quittieren. Wer jedoch das Prinzip der Homöopathie verstanden hat, wird mit dem Kopf nicken und wissen, daß nur das ähnlichste Mittel heilen kann, während jedes andere Mittel entweder unterdrückt oder nichts bewirkt.

Auch Impfungen und schwere Erkrankungen können, wie oben erwähnt, akute Leiden hervorrufen. So erlebten wir, daß ein an Kleinwuchs erkranktes Kind, welches gut auf die Behandlung ansprach, unmittelbar nach der Dreifachimpfung für Monate aufhörte zu wachsen; daß eine junge Frau auch noch nach 30 Jahren an Herzbeschwerden leidet, die nach einer Impfung im Kindesalter zum ersten Mal auftraten, um nur

Auch Impfungen und schwere Erkrankungen können akute Leiden hervorrufen

Impfungen scheinen die Funktionen des Abwehrsystems zu stören

zwei Beispiele zu nennen. Was die Impfungen bewirken, ist noch unklar. Sie scheinen jedoch – dies zeigen die Arbeiten von Dr. med. Gerhard Buchwald eindeutig – bei dafür empfänglichen Personen die Funktionen des Abwehrsystems zu stören. Dies mag einer der wesentlichen Gründe dafür sein, warum Kinder trotz Impfung erkranken und warum der Verlauf von Kinderkrankheiten immer atypischer wird.

Es muß immer abgeklärt werden, was der Erkrankung vorausging

Da – wie wir gesehen haben – die Ursache einer Erkrankung für die Mittelfindung sehr wichtig ist, muß immer abgeklärt werden, was der Erkrankung vorausging. In vielen, ja in den meisten Fällen wird sich zeigen, daß die Krankheit auf eine Ursache zurückgeführt werden kann, z. B. also durch Ärger, Kummer, Enttäuschung, Entrüstung bedingt wird, oder – um einige andere Auslöser zu nennen – die Folge von Zugluft, kaltem Wind, Verheben oder unterdrückter Periode ist. Ist dies jedoch nicht möglich, muß angenommen werden, daß ein chronisches Leiden vorliegt, d. h. die Erkrankung aus der Konstitution des Menschen selbst kommt, Ergebnis einer erblichen Belastung ist.

Die sogenannten chronischen Krankheiten

Erfahrung Hahnemanns

Hahnemann, der bei der Behandlung akuter Krankheiten feststellte, daß diese hervorragend durch homöopathische Mittel zu heilen waren, erlebte bei den chronischen Krankheiten einen anderen Heilungsverlauf: »Die Beschwerden wichen durch eine sehr kleine Gabe desjenigen Arzneimittels, welches die gegenwärtige Reihe von Krankheitszufällen am gesunden Menschen ähnlich hervorbringen zu können, schon erwiesen hatte, großentheils, und wenn das Übel nicht gar zu alt, nicht in hohem Grade und nicht zu sehr allopathisch verderbt war, oft auf eine geraume Zeit, so daß die Menschheit schon ob dieser Hülfe sich glücklich preisen konnte und, nicht selten, wirklich pries. Der so Behandelte konnte sich ziemlich für gesund halten und hielt sich selbst nicht selten dafür, wenn er seinen nunmehrigen, gebesserten Zustand billig beurtheilte und ihn mit dem weit leidvolleren vor der homöopathischen Hülfe in Vergleichung stellte.

Doch oft schon etwas grobe Diätsünden, eine Verkältung, der Zutritt so wie der (auch noch so milde) Herbst, besonders aber der Winter und der winterliche Frühling, dann eine heftige Anstrengung des Körpers oder des Geistes, besonders aber die Gesundheits-Erschütterung durch eine äußere, große Beschädigung, oder ein sehr trauriges, das Gemüth beugendes Ereignis, öfterer Schreck, großer Kram und Kummer und anhaltende Aergerniß brachten oft (wenn die anscheinend geheilte Krankheit eine schon weiter entwickelte Psora zum Grunde gehabt hatte, oder) bei einem geschwächten Körper, gar bald wieder das eine oder mehre der schon besiegt geschienenen Leiden, auch wohl mit einigen ganz neuen Zufällen verschlimmert, hervor, welche, wo nicht bedenklicher, als die vordem homöopathisch beseitigten, doch oft eben so beschwerlich und hartnäckiger waren.«[14]

Die dann angezeigten homöopathischen Mittel wirkten nicht mehr so gut wie am Anfang, obwohl sie nach dem Ähnlichkeitsprinzip ausgesucht waren. Auch wenn das Leiden wieder verschwand, blieb der Patient anfälliger, und das chronische Siechtum schritt, ohne daß es aufzuhalten war, immer weiter fort.

Rätsel der chronischen Krankheiten

Während die Schüler Hahnemanns annahmen, dieses Problem werde sich mit der Zeit lösen, wenn nur genügend homöopathische Mittel bekannt wären, wußte Hahnemann, daß es sich hierbei um das Rätsel der chronischen Krankheiten an sich handelte. Nach zwölfjährigem unablässigem Mühen entdeckte er, daß es der Behandler bei all den chronischen Krankheiten, an denen ein Patient leidet, nicht mit verschiedenen, voneinander getrennten Erscheinungen zu tun hat, sondern all diese auf ein im Menschen tief verwurzel-

Miasmatische Belastung

tes Grundübel zurückzuführen sind, die *miasmatische Belastung*. Demzufolge ist z. B. ein rheumatischer Schulterschmerz – und dies gilt für jedes andere lokale Leiden – nie die Krankheit an sich, sondern immer nur Ausdruck einer tieferliegenden Störung.

Heilen kann nur der, der alle chronischen Krankheiten als Einheit sieht

Wer das akute Symptom aber für die Krankheit hält, gleicht einem Menschen, der die Spitze des Eisbergs, der aus dem Wasser ragt, mit dem ganzen Eisberg verwechselt. Heilen kann damit nur der, der den »ganzen Eisberg erfaßt«, d. h. alle chronischen Krankheiten, an denen ein Mensch leidet, als eine Einheit sehen kann. Wer dagegen ein lokales Leiden als selbständiges Geschehen betrachtet, das es zu heilen gilt – und dies ist ja die Vorgehensweise mit ihrem Spezialistentum –, der wird diese Erscheinung »bestenfalls« unterdrücken und damit aber den ganzen Menschen kränker machen, weil er das Grundübel, die miasmatische Belastung, durch ein solches Vorgehen nährt.

Chronische Krankheit, ein Ergebnis miasmatischer Belastung

Keine noch so gesunde Ernährung kann das innere Fortschreiten der Krankheit verhindern

Die miasmatische Belastung wird weitervererbt

Hahnemann nannte diese Krankheiten nicht nur chronisch, sondern auch miasmatisch, da er erkannte, daß keine noch so robuste Konstitution und keine noch so gesunde Ernährung in der Lage waren, dem inneren Fortschreiten der Krankheit Einhalt zu gebieten. Dabei ist es vor allem problematisch, daß jeder Mensch seine miasmatische Belastung weitervererbt, was den Grundstein für eine immer kränker werdende Menschheit legt.

Faktoren, die die miasmatische Belastung erhöhen

Allergische Erkrankungen, Herz- und Kreislauferkrankungen, Krebs, aber auch Aids sind deutliche Mahnmale dieser gestörten inneren Ordnung, die heute durch viele Faktoren noch zusätzlich belastet wird. Eine Ernährung, die sich vor allem durch hormonbelastetes Fleisch, abgetötete Milch, zu viel Zucker und überdüngtes Gemüse auszeichnet, die extreme Umweltbelastung, zunehmender psychischer Streß und eine ständig steigende radioaktive Belastung garantieren zusätzlich die Degeneration der Menschheit und erhöhen die miasmatischen Belastungen des einzelnen.

Hahnemann kommt sicherlich das Verdienst zu, das Wesen der chronischen Krankheiten in großen Zügen zuerst erkannt und beschrieben zu haben. Er entdeckte, daß die meisten chronischen Krankheiten sich nur dann entwickeln können, wenn gewisse Störungen primär im Organismus vorhanden sind.

Hahnemanns Entdeckung

Diese Störungen werden entweder von akuten Auslösern (wie oben beschrieben) oder von den sogenannten Miasmen verursacht. Bei diesen Miasmen handelt es sich gleichsam um »Grundkrankheiten«, die die Menschheit seit einer Unzahl von Generationen in sich trägt und weitervererbt. Hahnemann entdeckte drei dieser Miasmen, die er *Psora, Sykose* und *Syphilis* nannte, wobei diese Begriffe nicht mit den uns bekannten Krankheiten gleichgesetzt werden dürfen, was einer ausführlichen Erklärung bedarf.

Miasmen sind Grundkrankheiten

Psora, Sykose und Syphilis

Die bekannteste dieser Grundkrankheiten ist die Syphilis. Wird oder wurde diese Krankheit allopathisch behandelt, d. h. unterdrückt, entsteht in jedem Fall eine miasmatische Belastung. Diese bleibt auch dann bestehen, wenn eine Spirochäteninfektion im Blut nicht mehr nachweisbar ist. Das führt übrigens noch einmal ganz deutlich vor Augen, daß eine Vernichtung des Erregers nicht mit einer Vernichtung der Krankheit gleichzusetzen ist, sondern daß diese auch nachher noch im Körper fortbesteht und ihr Unwesen treibt. Nur eine homöopathische Behandlung heilt in der Tiefe.

Syphilis

Wurde jedoch unterdrückt, so wird der Patient an »Nachkrankheiten« leiden, und werden auch diese nicht homöopathisch behandelt, so wird die syphilitische Belastung an die Kinder und Kindeskinder weitervererbt. Bei diesen könnten z. B. folgende Symptome auf eine syphilitische Belastung hinweisen: Gedächtnisschwäche, Geistesschwäche, Reizbarkeit und Apa-

Bei Unterdrückung leidet der Mensch an Nachkrankheiten

Symptome für eine syphilitische Belastung

thie, reißende Schmerzen des Nachts, Schweiße, die nicht erleichtern, ölige Schweiße, widerlicher Körpergeruch, Lymphdrüsenschwellungen, vor allem im Leistenbeugen- und Halsbereich, heftiger Stuhldrang und langanhaltender Drang auch noch danach, Haarausfall, Verschlimmerung der Symptome in der Nacht, in der Bettwärme, während des Schwitzens, am offenen Feuer, um nur einige besonders auffällige Symptome zu nennen.

Sykose entsteht durch Unterdrückung der Gonorrhö

Das 2. Miasma, das er als Sykose bezeichnete, entsteht, ähnlich der Syphilis, durch die Unterdrückung einer Geschlechtskrankheit, der Gonorrhö. Auch hier genügt also ein Abtöten des Erregers mit bakteriziden Mitteln nicht, um ein Fortschreiten der Krankheit zu verhindern. Während schulmedizinische und homöopathische Ansichten sich bezüglich der Syphilis noch einigermaßen zu decken scheinen, denn auch die klassische Medizin spricht von Spätschäden im tertiären Stadium der Krankheit, entfernt sich Hahnemann bei der Sykose schon erheblich weiter vom etablierten Denken der Schulmedizin. Diese glaubt, die Krankheit durch ihre Mittel vernichten zu können, während der Homöopath immer wieder in der Anamnese erfahren muß, daß auch die Gonorrhö »Nachkrankheiten« zur Folge hat und eine miasmatische Belastung an die Kinder und Kindeskinder weitervererbt wird, ohne daß noch Erreger vorhanden sind.

Symptome der Sykosebelastung

Wie sich diese Belastung der Sykose im einzelnen äußern kann, beschreibt Dr. med. Adolf Voegeli. Ein sykotisch belasteter Mensch weist in der Regel folgende Symptome auf: Er ist nicht dazu in der Lage, mit einem akuten Fieber zu reagieren, sondern neigt zu chronisch degenerativen Prozessen, die meist mit schleimigen Absonderungen verbunden sind. Zu denken sei hier vor allem an die vielen chronischen Kieferhöhlenentzündungen, die auf jede feuchte Kälte reagieren, an die unzähligen Frauen, die schon Jahre an Ausfluß leiden, und vieles mehr. Darüber hinaus neigt der Sykotiker vor allem zur Zystenbildung. »Wir finden sie in allen möglichen Organen, besonders aber in den Eierstöcken, die ganz besonders anfällig für die Sykose sind.«[15]

»Der Sykotische empfindet den geringsten Druck als unangenehm schmerzhaft«[16] und neigt zu Erkrankungen des Nagelbettes und der Nägel. »Typisch für den Sykotiker ist die Wetterempfindlichkeit. Er ist geradezu ein Barometer, das auf Feuchtigkeit und feuchte Kälte mit Krankheitserscheinungen reagiert, so z. B. mit Migräne, mit Steifigkeit des Nackens, Schmerzen in den Kiefern und Gewichtsschwankungen. Er neigt zu Depressionen. Er hat fixe Ideen und Halluzinationen, insbesondere das Gefühl, als ob Körper und Seele voneinander getrennt seien oder als ob er etwas Lebendiges im Bauch habe (sog. hysterische Schwangerschaft der Schule). Es besteht ferner eine emotionelle Überempfindlichkeit, besonders in bezug auf Musik, welche den Patienten zum Weinen bringt. ... Die allgemeinen Verschlimmerungsmomente sind: nachts, besonders gegen Morgen, Feuchtigkeit, Fettgenuß, geistige Überanstrengung.«[17]

Die sykotische Belastung bei einem Patienten ist vor allem dann gegeben, wenn dieser in früheren Jahren an einem Tripper erkrankt war, auf Impfungen mit Beschwerden reagierte oder öfters Bluttransfusionen erhielt bzw. Eiweißpräparate gespritzt wurden.

Psora ist das wichtigste Miasma

Das wichtigste der von Hahnemann entdeckten Miasmen ist die Psora. Sie kann im Gegensatz zu den anderen nicht auf eine Grundkrankheit zurückgeführt werden, sondern ist das Ergebnis der Tatsache, daß die Menschheit nun schon seit Jahrtausenden versucht, alle Hauterscheinungen zu unterdrücken. Dieser »Aus-den-Augen-aus-dem-Sinn-Philosophie« ist es wohl zuzuschreiben, daß sich die ehemals äußerlich sichtbaren Übel immer mehr nach innen verlagerten, so daß Hauterkrankungen der Vergangenheit heute ihr Unwesen im Inneren treiben. Hierbei scheint es sich um »primäre Assimilationsstörungen« zu handeln, »welche zahlreiche, den Körper aufbauende Elemente betreffen, vor allem die verschiedenen Mineralsalze, aus denen der Organismus besteht.« Infolge dieser Störung wird das betreffende Salz nicht im richtigen Verhältnis in die Zellen eingebaut, woraus sich dann jeweils Defizienzen im Organismus ergeben, die sich insbesondere durch funktionelle, aber auch durch somatische Abweichungen von der Norm zu erkennen geben. Je nach dem Mineralsalz, dessen Assimilation gestört ist, entsteht ein anderes Symptomenbild, was uns erlaubt, in den meisten Fällen den Charakter der Störung zu erkennen, d.h. auf die Substanz zu schließen, die nicht in hinreichender Menge assimiliert werden kann. Wenn z.B. der Schwefel mangelhaft assimiliert wird, so ergibt dies ein durchaus anderes Bild, als wenn diese Insuffizienz das Kalium carb. oder Magnesium mur. betrifft.

Gesamtheit der Symptome ist für den Homöopathen wichtig

Einziger Anhaltspunkt für den Homöopathen ist hierbei die Gesamtheit der Symptome des Patienten, die Auskunft geben über die innere Störung und es ermöglichen, das ähnlichste Mittel zu finden. Dieses Mittel ist dann in der Lage, den Patienten zu heilen, indem es über die Lebenskraft Einfluß auf die gestörte Zellfunktion nimmt.

Schwierige Verordnung des richtigen Mittels

Schwierig wird die Verordnung des richtigen Mittels vor allem dann, wenn mehrere Assimilationsstörungen gleichzeitig bestehen. In einem solchen Fall ist wie bei einer Zwiebel Schicht für Schicht abzutragen, wobei meist jene Symptome für die Mittelfindung entscheidend sind, die im Augenblick am deutlichsten hervortreten. So kann es sein, daß die Wahl des 1. Mittels mehr auf die Herzbeschwerden abstellt, mit denen der Patient in die Praxis kommt, während beim 2. Mittel mehr der Schwindel berücksichtigt wird, der nach Beseitigung der Herzbeschwerden aufgetreten ist.

Mit diesem psorischen Miasma ist jeder Mensch und damit die Menschheit behaftet, und dieses bildet die Grundlage fast aller Krankheiten.

Wie findet der Homöopath das Simile, die heilende Arznei?

Die Kunst, das richtige Mittel zu finden

Nach abgeschlossener Anamnese bekommt der Patient meist nicht sofort ein Mittel, sondern es wird ein neuer Termin vereinbart, oder der Behandler sagt dem Kranken, daß er diesem das Rezept zuschicken werde. Nur sehr erfahrene Homöopathen – und dazu bedarf es oft einer 20-, ja 30jährigen Praxis – finden auf Anhieb das ähnlichste Mittel, das Simile. »Anfänger« bzw. »Fortgeschrittene«, die sich »erst« seit einigen Jahren intensiv mit der Homöopathie beschäftigen, benötigen dagegen in der Regel mehr Zeit für die Mittelfindung, die sogenannte *Repertorisation.*

Nur sehr erfahrene Homöopathen finden auf Anhieb das ähnlichste Mittel

Repertorisation

Der Homöopath, der immer sofort weiß, welches Mittel angezeigt ist, der macht sich – wenn er nicht sehr erfahren ist – eher verdächtig, als daß er Vertrauen erwecken könnte.

Um das richtige Mittel verordnen zu können, ist es wichtig, den augenblicklichen Krankheitszustand des Patienten so genau wie möglich zu erfassen. Dies gelingt aber nicht, wenn der Patient unter dem Einfluß chemotherapeutischer Medikamente steht bzw. homöopathische Komplexmittel (hier werden viele homöopathische Einzelmittel zusammengemischt, wohl nach dem Motto, daß irgendwas schon helfen wird) oder andere Naturheilmittel einnimmt. Besonders zu erwähnen ist in diesem Zusammenhang das heute so sorglose Verordnen homöopathischer Einzelmittel. Daher gilt: Alles, was den natürlichen Krankheitszustand unterdrückt, muß weggelassen werden, denn

Den augenblicklichen Krankheitszustand des Patienten so genau wie möglich erfassen

Komplexmittel

Sorgloses Verordnen von Einzelmitteln

nur so kann das klare, ungetrübte Bild der Krankheit wieder zu Tage treten. Ist es jedoch aus medizinischen Gründen nicht möglich, daß der Patient die Medikamente absetzt, man denke z. B. an die täglichen Kortisongaben bei schwerem Asthma, so sind die Symptome zu berücksichtigen, die auftraten, als der Patient noch keine Medikamente einnahm.

Die Behandlung eines Patienten wird um so schwieriger, je mehr Vorbehandler er hatte

Dies ist auch der Grund, warum die Behandlung eines Patienten um so schwieriger wird, je mehr Vorbehandler er hatte, d. h. je mehr Symptome unterdrückt wurden. Oft bedarf es in solchen Fällen der jahrelangen Verordnung gut gewählter Einzelmittel, bis endlich das alte, schon vergessene Bild der Krankheit wieder sichtbar und die Heilung in der Tiefe möglich wird.

Darüber hinaus wird auch klar, daß es unmöglich ist, die Homöopathie mit der Allopathie zu mischen, denn Heilung und Unterdrückung schließen einander aus oder mit anderen Worten:

Das ähnlichste Mittel, das Simile, kann nur aufgrund aller vorhandenen Symptome gewählt werden, fehlen einige Symptome, weil sie durch biologische oder chemische Mittel unterdrückt wurden, so ist die Wahl der heilenden homöopathischen Arznei unmöglich, zumindest äußerst schwierig.

Nimmt der an Schlaflosigkeit leidende Patient täglich ein Schlafmittel oder die an Obstipation leidende Patientin immer wieder ein Abführmittel, so kann nie ein eindeutiges Bild der Krankheit entstehen.

James Tyler Kent

Professor Dr. med. James Tyler Kent, einer der erfahrensten klassischen Homöopathen der Vergangenheit, schreibt hierzu: »Doktoren geben ab und zu Opiate, um damit Schmerzen zu unterdrücken; aber nicht weit öfter, um einfach das Geschrei der den Patienten Pflegenden und seiner Bekannten zu stillen? Sie stehen um den Patienten herum und ringen die Hände: ›Doktor, können Sie denn nichts für ihn tun?‹ Der arme

Doktor verliert den Kopf und gibt eine Dosis Opium. Wozu? Nur damit ihm die Leute nicht mehr in den Ohren liegen. Er weiß, daß er damit seinen Patienten keinen guten Dienst tut, ja, daß er damit die Möglichkeit, ihn homöopathisch zu heilen, aus der Hand gibt.

Und wenn der Patient wirklich leidet? Kann das eine Entschuldigung für den Arzt sein, seine Macht über diese Krankheit, die er noch in der Hand hat, um eines kurzen schmerzfreien Intervalls wegen nun leichthin zu zerstören? Der Arzt sucht zu rechtfertigen: ›Hätte ich es nicht getan, hätten mich die Leute nachher kritisiert.‹

Was scheren uns die Leute schon? Hat der Arzt nicht Rückgrat genug, dem Gejammer der Familie, der Kritisiererei der Freunde des Patienten zu widerstehen, fühlt er dadurch sein Portmonnaie in Gefahr und sein tägliches Brot, wird er kaum sehr lange Homöopathie praktizieren. Ein ehrenfester Mann fürchtet solches nicht. Der kennt nur eines: Was ist das Richtige für den Patienten? Alles andere kümmert ihn nicht.«[18]

Akut oder chronisch – das ist hier die Frage

Die erste Entscheidung, die der Homöopath beim Studium der Anamnese trifft, ist die, ob es sich um einen akuten oder chronischen Fall handelt, denn immer sind die akuten Krankheiten, alle jene also, die auf eine Ursache zurückgeführt werden können, zuerst zu behandeln. Die Migräne seit der Gehirnerschütterung, die Armneuralgie seit der Scheidung, die sehr starken Rückenschmerzen seit der Totaloperation, die Benommenheit seit dem Sonnenstich, die Psoriasis seit dem Tod des Vaters, die starken Schilddrüsenbeschwerden nach einem große Kummer sind Beispiele für solche akute Krankheiten. Dies sind Fälle, bei denen die lokalen Beschwerden so genau wie möglich erfaßt wer-

Die akuten Krankheiten sind zuerst zu behandeln

Beispiele

den müssen, um das Simile zu finden. Nicht immer gelingt es jedoch, die auslösende Ursache auf Anhieb zu finden. Oft bedarf es vieler Konsultationen und einer großen Geduld sowohl vom Patienten als auch vom Behandler, bis endlich jenes Wort fällt, das den Schlüssel darstellt, der in das Schloß der Krankheit paßt. Ein kurzes Beispiel möge dies verdeutlichen:

Fallbeispiel

Eine 67jährige Patientin klagte über sehr heftige Migräneschmerzen. Diese traten meist rechts auf und zogen vom Auge zum Hinterhauptansatz. Berührung, Licht und Geräusche verschlimmerten die Schmerzen ebenso wie Schneefall und Wetterwechsel. Gerade letzterer bedingte jedesmal Kopfschmerzen, vor allem dann, wenn es von warm auf kalt umschlug. Der Kopf war sehr empfindlich gegen Berührung, über die Haare streichen war unangenehm, einen Hut tragen sogar unmöglich, da bekam sie sofort Kopfschmerzen. Ferner litt sie schon seit der Kindheit an einem heftigen Schwindel, vor allem beim Aufsitzen im Bett und beim Aufrichten vom Bücken, da wurde ihr gleich übel. Auch einen Walzer tanzen oder eine Schiffahrt, sogar bei vollkommen ruhiger See, war schon immer unmöglich. Beim Autofahren wurde ihr immer übel. Jeden Winter bekam sie eine Halsentzündung. Sie neigte zu Obstipation, der Stuhl bestand aus Bällchen, war hart und dunkel. Früher hatte sie starke Schmerzen vor der Periode, diese war zu kurz, und an den Ovarien wurden vor langer Zeit Zysten festgestellt. Angst hatte sie fast vor allem, wobei diese Angst des öfteren mit starkem Herzklopfen verbunden war.

Da das verordnete Konstitutionsmittel nur eine kleine Erleichterung brachte, wurde die Anamnese bei der nächsten Konsultation fortgesetzt. Hier stellte sich heraus, daß der Schwindel schon mit 4 Jahren vorhanden war, und sie schon in der Volksschule immer über Kopfschmerzen klagte. Auslöser hierfür könnte eine Verletzung der Halswirbelsäule gewesen sein, die sie sich als Baby bei einem Sturz zugezogen hatte. Das daraufhin verordnete Mittel brachte jedoch, abgesehen von einer starken Verschlimmerung, nur wenig. Dann endlich sagte die Patientin jenen Satz, der mir den Schlüssel für die Heilung in die Hand legte. Sie erzählte, daß sie erst seit dem Klimakterium an Migräne leidet, vorher hatte sie »nur« starke Kopfschmerzen. Das daraufhin verordnete Mittel brachte die entscheidende Wende, eine wesentliche Besserung trat ein, eine vollkommene Heilung bedarf jedoch noch der Zeit.

Welche Symptome sind für die Mittelwahl wichtig?

Glücklicherweise stellt dieser Fall jedoch eine krasse Ausnahme dar, denn meist gelingt es auf Anhieb, die Ursache zu finden.

Während in diesem Fall, bei dem es sich um eine akute Krankheit handelte, Wert auf die lokalen Symptome gelegt wurde, finden bei chronischen Erkrankungen ganz andere Symptome Berücksichtigung. Denn hier geht es nicht mehr um die Aufzeichnung eines lokalen Übels, sondern der Kranke, die Person als Ganzes, muß erfaßt werden. Dies ist der Grund, weshalb die Symptome der örtlich begrenzten Krankheit von geringerer Bedeutung sind, während all das, was den Charakter, das Wesen des Menschen und seine Beziehung zur Umwelt ausdrückt, in den Vordergrund tritt.

Bei chronischen Erkrankungen muß der Kranke als Ganzes erfaßt werden

Dieses Bild des Kranken ergibt sich primär aus den sogenannten Geistes- und Gemütssymptomen. Darunter sind alle seine Gefühle und Gedanken zu verstehen, also z. B., wie er auf Ärger, Kummer oder Trauer reagiert, ob er ordentlich, ungeduldig oder eifersüchtig ist, ob es etwas gibt, vor dem er Angst hat, und vieles mehr. Diese Symptome sind die wichtigsten, da sie das Wesen des Kranken offenbaren.

Geistes- und Gemütssymptome offenbaren das Wesen des Kranken

Entscheidend ist jedoch dabei nicht nur, wovor jemand Angst hat oder ob er eifersüchtig ist, sondern, was hinter dieser Eifersucht oder Angst steht. Welche Verhaltensmuster hat der Patient? Welche Ereignisse haben ihn in der Vergangenheit tief beeinflußt?

Allgemeinsymptome sind auch wichtig

Neben diesen Geistes- und Gemütssymptomen sind auch noch die Allgemeinsymptome für die Mittelwahl wichtig. Wie reagiert der Patient auf heißes bzw. kaltes Wetter, wie verträgt er Wind, wie empfindlich ist er gegen Zugluft, wann und wo schwitzt der Patient, wie ist der Schlaf, was ißt der Patient gerne und was mag er nicht, welche Dauer und welche sonstigen hat die Periode der Patientin?

Diese Symptome sind deshalb wichtig, weil sie den Menschen als Ganzes charakterisieren und dadurch die Mittelwahl ermöglichen.

Lokale Symptome

Lokale Symptome, auf die der Patient oft so viel Wert legt, finden dagegen bei der Mittelwahl nur dann Berücksichtigung, wenn sie auffallend sind. So wird es niemanden überraschen, wenn ein Kind bei hohem Fieber ein auffallend rotes Gesicht hat. Ein blasses Gesicht dagegen bei hohem Fieber ist schon etwas Auffälliges. Niesen bei einer Erkältung werden viele haben; doch wenn der Patient nur nachts im Schlaf niest, während des Tages aber nur selten, dann ist dies schon etwas Besonderes.

§ 153 des Organon

Hierzu schreibt Hahnemann im § 153 des Organon: Bei der Aufsuchung des »homöopathisch spezifischen Heilmittels sind allerdings die auffallenderen, sonderlichen, ungewöhnlichen und charakteristischen Zeichen und Symptome des Krankheitsfalles besonders und fast ausschließlich ins Auge zu fassen. Denn besonders diesen müssen sehr ähnliche in der Symptomenreihe der gesuchten Arznei entsprechen, wenn sie die passendste zur Heilung sein soll.

Die allgemeinen und unbestimmten Symptome wie Appetitmangel, Kopfweh, Mattigkeit, unruhiger Schlaf, Unbehaglichkeit etc. verdienen in dieser Allgemeinheit, wenn sie nicht näher bezeichnet sind, wenig Aufmerksamkeit, da man so etwas Allgemeines fast bei jeder Krankheit und jederzeit sieht.«[19]

Um diesem Paragraphen wirklich gerecht zu werden, d.h., um immer sagen zu können, was auffallend und was eigentümlich ist, muß dem Homöopathen im Einzelfall bewußt sein, was normal ist und was von dieser Norm abweicht.

Dem Homöopathen muß immer bewußt sein, was normal ist und was von dieser Norm abweicht

So muß er z.B. Folgendes wissen: Der Impuls, aus großer Höhe zu springen, ist nichts Besonderes, denn diese Regung haben viele Menschen für einen kurzen Augenblick. Unbedeutend ist auch die Angst vor Krebs, vor Aids oder vor der Zukunft, denn diese Ängste werden täglich von der Presse geschürt, lediglich das Fehlen einer solchen Angst wäre damit etwas Außergewöhnliches. So ist zum Beispiel das Verlangen nach Süßigkeiten und Salz heute nichts Besonderes, weil dies weit verbreitet ist, während eine Abneigung gegen Süßes und Salziges schon sehr auffallend wäre. Gerade solche Symptome sind aber für die Mittelfindung wichtig, während das Normale, das jeder erwartet, meist ohne Bedeutung ist. Anhand eines Falles soll dies wieder verdeutlicht werden.

Fallbeispiel

Eine 33jährige Patientin, hatte große Probleme mit Warzen. Die Fußsohle des linken Fußes wies etwa 100 kleine Warzen auf, die beim Wandern und Skifahren Beschwerden machten. Diese Erscheinung war das Ergebnis einer sykotischen Belastung durch die Großmutter, die während ihrer Schwangerschaft an Gonorrhö erkrankt war. Ferner fand sich ein Vitiligo (Pigmentanomalie der Haut) am Rücken sowie eine ständige Neigung zu Halsbeschwerden. Alle paar Wochen traten stechende Halsschmerzen auf, vor allem beim Leerschlucken, während Essen diese zu bessern schien. Die Haut der Hände neigte vor allem im Winter zu größeren Rissen, die mit brennenden Schmerzen verbunden waren und bluten konnten. Seit ihren beiden Schwangerschaften hatte sie immer wieder das Gefühl eines Knödels im Hals, und seitdem konnte sie nichts Enges um den Hals vertragen. Mit 17 Jahren litt sie an einer Nierenerkrankung, die trotz großen diagnostischen Aufwands nicht abgeklärt werden konnte.

Der Urin war damals so rot wie schwerer Burgunder. Auffallend war, daß die Halsschmerzen am Meer besser wurden. Wenn es stürmte, wurde sie sehr unruhig. Sie schwitzte hauptsächlich unter den Achseln, schlief immer in Seitenlage und hatte während des Schlafes meist den Mund offen. Die Periode war unregelmäßig, ihr Abstand betrug mehr als 4 Wochen. Der Fluor war weiß bis durchsichtig.

Für die Mittelwahl fanden die Symptome »Ruhelosigkeit bei Sturm«, »Halsschmerzen besser am Meer« und »kann nichts Enges um den Hals vertragen« Berücksichtigung, weil es eben etwas Besonderes ist, wenn jemand sich während eines Sturms sehr unruhig fühlt, auch dann, wenn er sich im Haus befindet, wenn Halsschmerzen, an denen der Patient chronisch leidet, immer besser werden, wenn er sich am Meer aufhält, und wenn jemand nichts Enges um den Hals vertragen kann.

Das verordnete Heilmittel, *Natrium muriaticum,* heilte innerhalb von 4 Wochen die Warzen vollkommen aus. Die Halsschmerzen verschwanden ebenfalls vollkommen, um sich nach 3 Monaten nochmals in einer akuten Entzündung zu melden, ehe auch sie ausheilten.

Das Finden des Simile ist eine Kunst

Wie der obige Fall zeigt, ist das Finden des Simile eine Kunst. Dies gilt vor allem für die Fälle, in denen ein ehemals deutlich vorhandenes Krankheitsbild durch eine Operation oder durch Behandlungen stark verändert wurde, ohne daß Heilung eintrat.

Fallbeispiel

So litt z. B. eine Patientin seit ihrer Totaloperation an starken Rückenschmerzen, die, obwohl die homöopathischen Mittel gut gewählt waren, sich nicht wesentlich besserten. Die Nachforschungen ergaben nun, daß die Operation durchgeführt worden war, um die damals bestehenden Harnblasenbeschwerden zu beseitigen, an die sie sich zum Glück noch sehr gut erinnern konnte. Das Heilmittel, das die Patientin damals gebraucht hätte, *Pulsatilla,* wurde nun verabreicht und Folgendes geschah:

Zuerst verschwanden die Rückenschmerzen, worauf – zum Schrecken der Patientin – die alten Harnblasensymptome wieder auftauchten. Aber auch diese werden nach einiger Zeit durch die Kraft desselben Mittels geheilt. Dies zeigt, daß in manchen Fällen ein klares Krankheitsbild in der Vergangenheit den entscheidenden Hinweis für die Heilung geben kann, während die unklaren Symptome der Gegenwart die Mittelfindung manchmal unmöglich machen.

Ein klares Krankheitsbild in der Vergangenheit kann den entscheidenden Hinweis für die Heilung geben

Immer wieder gab es in der Geschichte der Homöopathie Versuche, sich um diesen schwierigen Vorgang der Repertorisation »herumzudrücken«. Bei den Mittelprüfungen ergibt sich z. B., daß jeder Arznei ganz typische Symptome eigen sind.

Causticum

So ist, um ein Beispiel zu nennen, charakteristisch für *Causticum* »Husten besser durch einen Schluck Wasser«, »Husten mit unwillkürlichem Wegspritzen von Urin«, »Gesichtslähmung«, vor allem, »nachdem er sich kalten trockenen Winden ausgesetzt hat« oder »unwillkürliches Urinlassen bei Husten«.

Pulsatilla

Bei *Pulsatilla,* d. h. bei einem Patienten, dessen homöopathisches Mittel Pulsatilla ist, könnte vor allem daran gedacht werden, daß er »leicht zum Weinen oder zum Lachen zu bringen« ist, »die Absonderungen aus allen Schleimhäuten ... dick, mild und gelbgrün« sind, »ihm nichts schmeckt«, eine »große Trockenheit im Mund, ohne Durst« vorliegt, eine »Abneigung gegen Essen besteht« und »Verlangen nach kühler, frischer Luft«, um nur einiges zu nennen.

Nicht alle Therapeuten würdigen die Individualität eines Falles

Kommt nun der Patient in die Praxis, so wird die Mittelwahl meist auf jene Charakteristika abgestellt, ohne die Individualität des Falles entsprechend zu würdigen. Bei einem blonden, blauäugigen Kind wird *Calcium carbonicum,* weil diese Augen- und Haarfarbe eben typisch sind für dieses Mittelbild, bei einem milden, gelben Schnupfen *Pulsatilla* und bei akuten fieberhaften Zuständen, die mit einem hochroten Kopf verbunden sind, *Belladonna* verordnet.

Abgesehen von einigen Glückstreffern, heilt hier jedoch die Natur sich meist selbst. Dennoch entspricht diese Vorgehensweise dem Verhalten unserer Zeit, denn diese Repertorisation geht schnell, ist problemlos und vor allem lukrativ und leider natürlich auch oberflächlich.

> Es bleibt deshalb dem verantwortungsvoll arbeitenden Praktiker keine andere Möglichkeit als die Repertorisation unter Berücksichtigung der besonderen und auffälligen Symptome und – um zwischen den in Frage kommenden Mitteln zu unterscheiden – das Studium der Arzneimittellehren.

Die Diagnose selbst ermöglicht nicht die Mittelwahl

Die Diagnose selbst ermöglicht, wie schon erwähnt, noch nicht die Mittelwahl, so gibt es im sogenannten Kent, einem homöopathischen Repetitorium, z. B. weit über 100 Mittel für Kopfschmerzen, über 50 Mittel bei Innenohrentzündung, weit über 250 Mittel bei Schwindel, über 200 Mittel bei Schlaflosigkeit und allein 52 verschiedene Mittel für Psoriasis, um nur einige Beispiele zu nennen.

Sicherlich – auch hier gibt es bewährte Indikationen, die glauben machen wollen, daß dieses oder jenes Mittel bei dieser oder jener Krankheit fast immer helfe.

In der klassischen Homöopathie gibt es keinen bequemen Weg

Wer aber so arbeitet, der erfaßt nie die Individualität des Falles, sondern sucht einen bequemen Weg, den es jedoch in der klassischen Homöopathie nicht gibt, nicht geben kann! So werde ich am Schluß des Buches einen Fall einer Psoriasiserkrankung anführen, der eben gerade durch ein Mittel geheilt wurde, das nicht unter den 52 bekannten aufgeführt ist.

Darüber hinaus ist es durch die Diagnose möglich, zwischen wichtigen und unwichtigen Symptomen zu unterscheiden.

Das Untypische weist den Weg zum Mittel

Denn all das, was typisch ist für eine Krankheit, ist unwichtiger für die Repertorisation, während das an einer Krankheit Untypische den Weg zum Mittel weist.

Die Entscheidung für oder gegen ein Mittel ist immer eine qualitative und keine quantitative Entscheidung, d. h., entscheidend ist, daß ein Mittel die besonderen und auffallenden Symptome des Patienten deckt und nicht – wie viele Symptome. Zeigt ein Patient z. B. 30 Symptome, von denen 5 besonders wichtig sind, d. h. auffallend, sonderlich, ungewöhnlich charakteristisch für diesen individuellen Fall, so sind diese 5 wichtiger als die übrigen 25.

Das Kentsche Repertorium

Weit über 500 Mittel

Die Mittelfindung geschieht dabei mit Hilfe des »Kentschen Repertoriums«, in dem weit über 500 Mittel zusammengefaßt sind, alle nach Symptomen geordnet. Unter jedem einzelnen Symptom werden alle die Mittel aufgeführt, von denen Kent wußte, daß sie dieses Symptom zu heilen vermögen. Wie differenziert dabei unterschieden wird, sei an zwei kurzen Abschnitten aus diesem Werk gezeigt. Jede Abkürzung entspricht dabei einem homöopathischen Mittel:

Angst

Die *Angst* wird dabei wie folgt differenziert:

- nach dem Abendessen: Mag-c, Nux-v
- abwechselnd mit Gleichgültigkeit: Nat-m
- beim Alleinsein: Ars, Cadm, Dros, Mez, Phos, Rat, Tab, Zinc
- um andere: Ars, Bar-c, Cocc, Phos, Sulf
- bei Anfällen: Alum, Bell, Caust, Cupr, Cocc, Ferr, Hyos, Ign; anfallsweise: Nit-ac
- während Handarbeit: Aloe, An-ac, Graph, Jod
- nach Ärger: Acon, Lyc, Phos, Sep, Staph, Verat
- Atmen, beim tiefen A. schlechter: Acon, Spig besser: Agar, Rhus-t
- nach dem Aufstehen: Arg-n, Carb-an, Chel, Mag-c, Rhus-t
- beim Aufstehen vom Sitzen: Berb, Verat
- Aufstehen vom Sitzen bessert: Mill
- nach dem Aufstoßen besser: Kali-c, Mag-m

- beim Augenschließen: Calc, Carb-v, Mag-m
- vor einer Bahnfahrt, besser im Zug: Ars
- im Bett: Ambr, Am-c, Anac, Ant-c, Ars, Bar-c, Berb, Bry, Calad, Calc, Camph, Carb-an, Carb-v, Caust, Cench, Cham, Chin-s, Cocc, Ferr, Graph, Hep, Ign, Kali-c, Kali-n, Laur, Lyc, Mag-c, Nat-a, Nat-c, Nat-m, Nat-p, Nit-ac, Nux-v, Phos, Rhus-t, Sabin, Sep, Sil, Stront, Sulf, Ter, Verat

Rückenschmerzen

Wie differenziet z. B. *Rückenschmerzen* erfaßt werden können, mag nachfolgender Auszug belegen:

- zwischen 23 und 24 Uhr mit heftigem Kopfschmerz: Am-m
- Mitternacht, erwacht dadurch: Chin-s, Nat-c
- vor Mitternacht: Kalm
- nach Mitternacht: Mag-s
- 3 Uhr: Kali-c, Kali-n, Nat-c
  treibt ihn aus dem Bett: Kali-c
- 4 Uhr: Nux-v, Ruta
  treibt ihn aus dem Bett: Nux-v
- nach dem Abendessen: Sulf
- abwechselnd mit Kopfschmerz: Aloe, Brom, Meli
- anfallsweise: Asaf, Kalm, Lyss, Nat-c, Pall, Phos
- durch Anstrengung verschlechtert: Agar, Asaf, Calc, Calc-p, Ox-ac, Ruta, Stry, Sulf;
  gebessert: Ruta, Sep
- beim Atmen: Acon, Aesc, Alumn, Alum, Am-m, Apis, Arn, Asar, Aur, Berb, Calc, Cann-s, Carb-an, Carb-v, Carb-s, Cham, Chel, Cinnb, Coloc, Conv, Cop, Cupr, Cupr-ar, Dig, Dulc, Inul, Kali-bi, Kali-c, Kali-n, Kali-p, Kali-s, Kalm, Led, Lob, Merc, Mur-ac, Nat-a, Nat-c, Nat-m, Nux-v, Par, Petr, Prun, Psor, Ptel, Puls, Raph, Ruta, Sabin, Sang, Sars, Seneg, Sep, Spig, Stann, Sulf, Thuj

Symptome müssen so exakt wie möglich berücksichtigt werden

Die Symptome sind dabei so exakt wie möglich zu berücksichtigen. Rückenschmerzen zwischen 23 und 24 Uhr mit heftigen Kopfschmerzen liegen demzufolge nur dann vor, wenn die Schmerzen wirklich in dieser

Zeit auftraten, d. h., im Einzelfall muß die Sommerzeit und die Abweichung der Ortszeit von der MEZ berücksichtigt werden, so daß sich z. B. für München eine Verschiebung von 75 Minuten im Sommer ergibt. Darüber hinaus muß es sich wirklich um heftige Kopfschmerzen handeln, und beide Zustände müssen gleichzeitig und nicht abwechselnd auftreten. In einem solchen Fall würde man dann also Am-m, d. h. *Ammonium muriaticum,* verordnen, wobei es jedoch in der Praxis selten so einfach ist, denn der Patient gibt ja gleichzeitig mehrere Symptome an, und diese müssen gewichtet werden. Das heißt in einem solchen Fall dann, sich zu fragen, welches Symptom nun das sonderlichste, das auffallendste ist und welche Symptome nicht so auffallend, ja allgemein sind. »Rückenschmerzen zwischen 23 und 24 Uhr mit heftigen Kopfschmerzen« und sonst während des ganzen Tages keine Rücken- und Kopfprobleme, das wäre natürlich schon etwas ganz Besonderes; denn wer hat das schon, so etwas prägt natürlich die Mittelwahl entscheidend.

Bei der Verwendung des Kentschen Repertoriums muß der Homöopath jedoch beachten, daß dieses »nur« das vollständige Wissen Kents umfaßt, der bereits 1916 starb, so daß die inzwischen gemachten Erfahrungen nicht enthalten sind. Diese nötigen Ergänzungen muß jeder Homöopath selbst vornehmen, wobei er sich zum einen auf die Erkenntnisse einiger Therapeuten, die als sorgfältig arbeitende Praktiker bekannt sind, zum anderen auf die eigenen Erfahrungen verlassen kann.

Ergänzungen muß jeder Homöopath selbst vornehmen

Ein Mittel darf nur dann im Kent nachgetragen werden, wenn es sich bewährt hat, d. h., wenn es mindestens 3mal in der Lage war, ein bestimmtes Symptom – z. B. Rückenschmerzen zwischen 23 und 24 Uhr mit heftigen Kopfschmerzen – zu beseitigen.

Nachtrag im Kent

Warum diese Arbeit nicht einem Computer überlassen? Dem steht vor allem entgegen, daß es noch keine Programme gibt, in die der Homöopath problemlos Nachträge einprogrammieren könnte. Außerdem trifft

Keine Hilfe durch Computer

ein Computer nur eine quantitative Entscheidung, während es bei der Mittelwahl um eine qualitative Entscheidung geht, das Besondere den Ausschlag gibt.

Kein Fall gleicht dem anderen

Dieser Forderung, das Individuelle zu sehen, kann jedoch nur der gerecht werden, der bei allem Tun den

§ 100 des Organon

§ 100 des Organon nicht vergißt: »Bei der Erforschung des Symptomen-Inbegriffs der epidemischen Seuchen und sporadischen Krankheiten, ist es sehr gleichgültig, ob schon ehedem etwas Ähnliches unter diesem Namen in der Welt vorgekommen sei.«[20]

Kents Meinung

Was Hahnemann damit meint, beschreibt Kent so: »Hämmern wir uns das ein, unterstreichen wir es ein halbdutzendmal mit roter Tinte, malen es an die Wand mit einem hinweisenden Finger. Es ist eines der wichtigsten Dinge, sich bei der Untersuchung eines Kranken die Idee fernzuhalten, schon einmal einen ähnlichen Fall zu behandeln gehabt zu haben. Achtet man darauf, wird der Geist trotz bester Absichten voreingenommen sein. Bei jedem neuen Patienten, den ich in Behandlung nehme, habe ich damit zu kämpfen. Es kostet Überwindung, die Gedanken an die Dinge wie dies da, die man früher kuriert hat, aus dem Kopfe zu schlagen, da solche Gedanken zu Vorurteilen führen.«[21]

Die Wahl der Potenz und der Dosis

Hat der Behandler sich nun für ein Mittel entschieden, dann sind noch 2 Fragen zu klären: Welche Potenz und welche Dosierung fördern die Heilung am besten?

Grundregeln

Hier haben sich folgende Grundregeln herausgeschält, von denen Behandler jedoch leider immer wieder abweichen.

LM-Potenzen

- Bei LM-Potenzen unterscheiden wir viele unterschiedliche Potenzen, beginnend mit LM 1 bis hin zur LM 120.
- Nur in Ausnahmefällen wird die LM-Potenz anfangs täglich gegeben, um dann sobald wie möglich die Abstände immer mehr zu vergrößern. Die Dosis beträgt meist 2–3 Tropfen, so daß der Patient im Normalfall jeden 3. Tag 3 Tropfen einnimmt.
- Wird dagegen eine LM-Potenz über einen längeren Zeitraum täglich eingenommen, und treten die Symptome einige Tage nach dem Absetzen wieder auf, so liegt der Verdacht nahe, daß es sich um das falsche Mittel handelt.

C-Potenzen

- Die C-Potenzen werden – abgesehen von der C 30 – meist nur in chronischen Fällen eingesetzt. Sie werden immer nur in einmaligen Gaben verabreicht, wobei die Wirkungsdauer der verschiedenen C-Potenzen, wie die Erfahrungen zeigen, sehr unterschiedlich ist. Eine C 200 hat eine durchschnittliche Wirkungsdauer zwischen 3 Monaten und ½ Jahr, während eine M (C 1000) und eine XM (C 10 000) entsprechend länger, eine CM (C 100 000) in jedem Fall den Patienten mehr als 1 Jahr von seinen Beschwerden befreit. Treten diese dann wieder auf, meist in sehr viel leichterer Form, so genügt häufig eine Wiederholung, um den Patienten endgültig zu heilen.

Die C-Potenz nicht täglich geben

Wer dagegen eine C-Potenz wöchentlich, ja täglich wiederholt, um eine Besserung zu erreichen, hat immer das falsche Mittel verordnet und handelt unverantwortlich, schadet dem Patienten zum Teil erheblich und zeigt, daß er die Homöopathie nicht verstanden hat.

Wer eben an der richtigen Stelle klopft, dem wird geöffnet, wer dagegen mit einem großen Hammer auf die falsche Stelle schlägt, dem bleibt das Reich der Gesundheit für immer verschlossen, vor allem dann, wenn er durch das Schlagen die Tür zerbricht.

Nur der Homöopath also, dem es gelingt, das Simile zu finden, indem er das Besondere berücksichtigt, kann heilen, wenn er dieses Heilmittel in der kleinstmöglichen Dosis einsetzt. Wer dagegen, weil er die Individualität nicht berücksichtigt, das Simile nicht findet, kann auch dann nicht heilen, wenn er die Dosis erhöht.

Gegen übliche homöopathische Trivialliteratur

Dies ist auch der Grund, warum ich mich so entschieden dagegen ausspreche, daß sich Laien unter Zuhilfenahme der heute üblichen homöopathischen Trivialliteratur selbst behandeln. Denn zum einen enthalten diese Bücher, aus der Sicht der klassischen Homöopathie, meist nur »Kochbuchrezepte«, die einen individuellen Fall nicht erfassen können, zum anderen fehlt dem Laien vollkommen die notwendige Erfahrung.

Heilungsvorgang

Die sanfte Heilung

»Das höchste Ideal der Heilung ist schnelle, sanfte, dauerhafte Wiederherstellung der Gesundheit, oder Hebung und Vernichtung der Krankheit in ihrem ganzen Umfange auf dem kürzesten, zuverlässigsten, unnachtheiligsten Wege, nach deutlich einzusehenden Gründen.«[22]

§ 2 des Organon

Heilung in diesem Sinne, im Sinne Hahnemanns, verändert immer von innen nach außen, nie geht es darum, Symptome zu unterdrücken, sondern immer steht die Heilung des ganzen Menschen im Mittelpunkt.

Immer steht die Heilung des ganzen Menschen im Mittelpunkt

Warum kann aber nun das Simile, das ähnlichste homöopathische Mittel, heilen, wie läuft dieser Vorgang ab?

Jeder Krankheit liegt – wie wir schon wissen – eine »Verstimmung« der Lebenskraft zugrunde, die sich beim Patienten in körperlichen Symptomen und psychischen Veränderungen zeigt. Das verordnete homöopathische Mittel beeinflußt nun, ähnlich der Krankheit, die Lebenskraft des Menschen, wobei die »künstliche« Verstimmung der natürlichen so ähnlich ist, daß die Lebenskraft zwischen beiden nicht unterscheiden kann. Da aber nun die »Kunstkrankheit« stärker ist als die natürliche, »vergißt« die Lebenskraft die bestehende Krankheit, und der Patient wird gesund, da der Homöopath durch die Wahl der Potenz und der Dosierung die Kunstkrankheit zeitlich begrenzen kann.

Ablauf des Heilungsvorgangs

Lassen Sie mich dies an einem Beispiel nochmals erläutern:

Beispiel

Nehmen wir an, Sie würden mit Ihrem neuen Fahrrad einen Ausflug machen und dieses würde durch einen Sturz leicht beschädigt. Den ganzen Tag machen Sie sich Vorwürfe und ärgern sich vielleicht. Am gleichen Tag benutzen Sie noch Ihr Auto und werden ohne Ihr Verschulden in einen Unfall verwickelt. Da der Schaden an Ihrem Auto erheblich ist, vergessen Sie darüber das Problem mit Ihrem Fahrrad vollkommen. Nehmen wir weiter an, daß sich der Fahrer des anderen Autos sofort bereit erklärt, alle Kosten zu übernehmen, und sich vielmals entschuldigt. Es ist wohl anzunehmen, daß Ihnen nun weder das Fahrrad noch das Auto Sorgen macht, Sie sind wieder ganz der alte.

Daß dies nicht nur theoretische Überlegungen sind, sondern daß das Simile Heilung bewirkt, zeigt sich täglich in jeder klassisch homöopathischen Praxis.

Besonders schnelle Heilungen bei akuten fieberhaften Erkrankungen

Besonders schnell vollziehen sich diese Heilungen bei akuten, fieberhaften Erkrankungen, oft tritt schon nach Minuten, immer aber nach Stunden Besserung ein, egal, ob es sich um eine akute Ohrenentzündung, eine Hals- oder Blasenentzündung oder etwas anderes handelt.

> Auffallend ist nicht nur die rasche Besserung des Wohlbefindens, sondern auch das völlige Fehlen einer Rekonvaleszenzzeit. Ist die Krankheit überwunden, so fühlt sich der Patient meist sofort wieder vollkommen gesund, als ob er nie krank gewesen wäre.

Bemerkenswert ist außerdem, daß nicht nur die Krankheit schnell ausheilt, sondern daß gleichzeitig auch die Krankheitsanfälligkeit abnimmt und daher keine Gefahr einer Chronifizierung besteht.

Auch schwerste Erkrankungen können durch die Kraft der homöopathischen Arznei überwunden werden

Die heilende Kraft des Simile ist nicht nur auf leichte akute Krankheiten beschränkt, sondern auch schwere und schwerste Erkrankungen können durch die Kraft der homöopathischen Arznei überwunden werden. Dies sei an einem Fall illustriert, den Dr. Voegeli in sei-

Fallbeispiel

nem Buch »Heilkunst in neuer Sicht« anführt: »Ein 19jähriger Medizinstudent erkrankt an hohem Fieber, und zwar 2 Tage nach einer Skitour. Da er sich gleichzeitig einen Sonnenbrand zugezogen hat, bin ich mir nicht recht klar, ob dies die Ursache des Fiebers ist oder ob ein anderer Zustand vorliegt. Immerhin macht sich alsbald auch eine Angina bemerkbar, die aber die hohe Temperatur (39,5 Grad) nicht erklärt. Während der folgenden Tage schwankt die Temperatur in ganz merkwürdiger Weise, bald zeigt sie am Abend 39,5 Grad und am Morgen 38,2, dann wieder am Abend 38,3 und am Morgen 39,6, während an anderen Tagen der Höhepunkt um die Mittagszeit erreicht wird. Diese Unregelmäßigkeiten der Temperaturkurven ließen mich nichts Gutes erwarten.

Am 3. Tag kam auch noch eine Gelbsucht hinzu, begleitet von großer druckempfindlicher Leber, wobei aber weder der Stuhl entfärbt noch der Urin erheblich braungefärbt war. Nun war die Diagnose klar, es handelte sich um eine hämolytische Sepsis, deren Eintrittspforte wahrscheinlich die Mandeln waren, also um eine äußerst schwere Erkrankung. Das zeigte sich dann auch bald am äußerst schlechten Allgemeinzustand sowie einer leichten, tiefsitzenden Dämpfung in der linken Hilusgegend, wo sich auch einzelne klingende Rasselgeräusche fanden. Diese letzteren Symptome wiesen auf eine zentrale Pneumonie hin. (Die Blutkultur war leider durch ein Mißgeschick des Laboratoriums nicht verwertbar.)

Meine Verantwortung war in Anbetracht dieser Umstände sehr groß, und um mich zu entlasten, schlug ich den Eltern ein Konsilium mit einem Professor der inneren Medizin vor. Der Vater, der schon über eine Reihe sehr glücklicher Erfahrungen mit der Homöopathie in seiner Familie verfügte, versicherte mich seines vollen Vertrauens und fragte mich, was ich mir denn von einem Konsilium verspräche. Darauf konnte ich nur sagen, daß manchmal vier Augen mehr sehen als zwei; ich hätte dies auch mehr deswegen vorgeschlagen, um meine Verantwortung zu mindern und um ihm die Möglichkeit zu geben, die Wahl zwischen den verschiedenen Behandlungsvorschlägen selbst zu treffen. Was die Diagnose anbetreffe, so sei diese klar und hinsichtlich des Behandlungsvorschlags des Professors bestehe auch kein Zweifel, er werde zu Penicillin raten. Wenn es mein eigener Sohn wäre, würde ich zwar zur homöopathischen Behandlung greifen, aber hier, wo es sich um die lebensgefährliche Erkrankung eines Patienten handle, möchte ich lieber zurückhaltend sein. Zwar könnte ich mich nicht dazu verstehen, selbst eine Penicillinbehandlung durchzuführen, und würde, falls diese Behandlung verlangt würde, vorschlagen, einen anderen Arzt zu betreuen, wir würden trotzdem die besten Freunde bleiben, indem ich gerne zurücktrete, wenn nur sein Sohn gerettet werden könne.

Der Vater bat mich, nach kurzer Bedenkzeit, die homöopathische Behandlung durchzuführen. Zunächst war China angezeigt (Gelbsucht, Zungengrund gelb, Durst in den Intervallen zwischen dem Fieber, aber nicht beim Fieberanstieg, ferner Durchfall mit Geruch nach faulen Eiern).

Diese Arznei, China, bewirkte schon nach zwei Tagen eine deutliche Besserung, vor allem wurde das Fieber regelmäßiger, auch die Gelbsucht ließ etwas nach. Am 7. Tag fiel die Temperatur auf 37,2 Grad ab, aber gleichzeitig entwickelte sich eine ausgedehnte Pneumonie der linken Lunge, wahrscheinlich durch Ausdehnung des früheren zentralen Pneumonieherdes. So waren die Sorgen bezüglich der Lebenserhaltung zwar kleiner geworden, aber andererseits sieht man nicht gerne eine Verschlimmerung der Pneumonie beim Fieberabfall, denn das bringt erhebliche Gefahren mit sich.

Was ist da zu machen? Der Homöopath gibt bei mangelnder Reaktion in erster Linie Sulfur. Auf eine Dosis Sulfur C 30 kommt es dann auch wieder zu einer energischen Reaktion mit Fieberanstieg, worauf am nächsten Tag typische Chelidoniumsymptome auftreten (Schmerz am rechten unteren Schulterblattwinkel, gelbe Handflächen und Fußsohlen, ein Symptom, das schon am Anfang aufgetreten war, aber, wie die Erfahrung zeigt, auch in späteren Stadien mitbestimmend verwendet werden kann; ferner einseitige lobäre Pneumonie). Eine Dosis Chelidonium, fraktioniert in 3 Malen gegeben, führt denn auch rasch die Resorption der Pneumonie herbei, welche innerhalb von zwei Tagen zur vollständigen Abheilung kommt. Trotz dieser schweren Erkrankung tritt fast sofortiges Wohlbefinden ein, so daß ich große Mühe habe, den jungen Mann noch einige Tage im Zimmer zu halten.

Ich kann noch beifügen, daß mir einige Tage später ein Fall bekannt wurde, der fast denselben Krankheitsverlauf und dieselben Symptome zeigte, aber mit Penicillin behandelt wurde und nicht gerettet werden konnte. Wir wollen gewiß der Schulmedizin hieraus keinen Vorwurf machen, denn jede Krankenbehandlung schließt Imponderabilien in sich. Dennoch – könnten wir Homöopathen auch mit entsprechender Milde rechnen, wenn es nun in unserem Fall umgekehrt gegangen wäre?«[23]

Heilungsvorgang ist meist unproblematisch

In den meisten »normalen« Fällen verläuft der Heilungsvorgang unproblematisch. So besserte sich nach Mittelgabe ein Ischias, an dem die Patientin ½ Jahr litt, innerhalb von Tagen, um dann in den nächsten Wochen auszuheilen, ein seit langer Zeit bestehender Hautausschlag verschwand durch das Konstitutionsmittel nach einigen Wochen vollkommen.

Zeitraum ist eng mit der Länge des Leidens verknüpft

Der Zeitraum allerdings, der für die Heilung nötig ist, ist eng mit der Länge des Leidens verknüpft. Je länger das Leiden bereits besteht, desto länger braucht in der Regel das Simile, um zu heilen. Jeder Tag kann hier kostbar sein, wie der folgende Fall zeigt:

Fallbeispiel

Eine 19jährige Patientin war auf dem linken Auge fast blind. Das Ganze begann vor einem halben Jahr mit einem plötzlichen Sehausfall, der die untere Hälfte des Auges betraf. Diese Störung, die sie als einen grauen Schleier empfand, breitete sich innerhalb einer Woche immer mehr aus, bis es zur vollkommenen Erblindung kam. Die durchgeführte Therapie bewirkte nichts, wertvolle Zeit verstrich. Das homöopathische Mittel *Phosphor*, das in diesem Fall – leider erst ein halbes Jahr später – eingesetzt wurde, rief zwar eine Besserung hervor, eine Wiederherstellung des alten Zustands war jedoch nicht mehr möglich.

Das Auftauchen alter Symptome

In der Behandlung werden wir oft erleben, daß alte Symptome wiederkehren. Der Patient, der die Wirkungsweise der Homöopathie noch nicht kennt, ist darüber manchmal entsetzt und betritt die Praxis mit den Worten: »Mein Gott, jetzt leide ich wieder an dem, was ich früher hatte.«

Der Homöopath – und dies mag den Patienten überraschen – wird über diese Entwicklung gar nicht traurig sein. Denn das Auftauchen alter Symptome zeigt meist, daß der Fall heilbar ist. Meist ist ein Eingreifen nicht nötig, die alten Symptome kommen und gehen von selbst, durch die Kraft des Heilmittels.

Das Auftauchen alter Symptome zeigt meist, daß der Fall heilbar ist

Bleiben sie jedoch hartnäckig bestehen, ist eine weitere Verordnung notwendig, um den Heilungsvorgang aufrechtzuerhalten. Dieses Kommen und Gehen läuft streng nach einem Gesetz ab, das nach dem Homöopathen Constantin Hering, einem der bekanntesten Schüler Hahnemanns, Heringsches Gesetz genannt wird:

Heringsches Gesetz

> Bei einer echten Heilung verschwinden die Symptome fortschreitend von oben nach unten, von innen nach außen und in umgekehrter Reihenfolge ihres Auftretens.

Eine wirklich heilende Therapie läßt die Krankheit in sukzessiven Etappen wieder durch die früheren Entwicklungsstufen zurückgehen. Wie im Spiegel kann man die pathologische Vergangenheit ablesen sowie den Wert der angewandten Therapie; sie bestätigen sich gegenseitig.

Wenn ein Patient nicht eingreift, fördert er die Heilung

Läßt ein Patient die alten Symptome ohne einzugreifen kommen und gehen, so fördert er die Heilung. Werden diese wieder auftretenden Symptome jedoch unterdrückt, behindert dies den Heilungsvorgang, macht ihn manchmal sogar unmöglich.

Patienten können Grundstein für ihre Unheilbarkeit legen

Patienten also, die in einem solchen ihren Homöopathen nicht anrufen, sondern die Schmerzen oder das jeweilige Leiden durch chemische oder naturheilkundliche Mittel unterdrücken, schaden sich dadurch auf jeden Fall und können im Einzelfall sogar den Grundstein für ihre Unheilbarkeit legen.

Die Reaktion auf das Mittel, der Weg zur Heilung

Der Reaktion freien Lauf lassen

Im Notfall kann der Homöopath immer durch ein Einzelmittel lindern, oberstes Prinzip ist jedoch, der Reaktion ihren freien Lauf zu lassen. Dem Kranken mag bewußt werden, daß Gesundheit ein kostbares Gut ist, das wie das Leben Leidensfähigkeit voraussetzt. Dies sei gleich an einem Beispiel gezeigt.

Fallbeispiel

Eine Patientin, die an Migräne litt, war durch das verordnete Simile einige Monate beschwerdefrei. Nach dieser Zeit jedoch traten wieder leichte Migräneanfälle auf. Auf diesen Verlauf hatte ich die Patientin schon vor Monaten hingewiesen, da ich wußte, daß das damals verordnete Mittel (Phosphor C 200) nur eine begrenzte Wirkungszeit von einigen Wochen bzw. Monaten besitzt. Die nun verordnete höhere Potenz befreite sie sofort von den Schmerzen, wobei es jedoch nach etwa 6 Wochen zu einem einwöchigen Migräneanfall kam. Da ich wußte, daß es sich um eine Heilreaktion handelt, griff ich nicht ein, sondern stärkte durch einige Gespräche lediglich das Durchhaltevermögen der Patientin. Seit dieser Reaktion vor etwa 1 Jahr ist die Patientin beschwerdefrei.

Nicht-Eingreifen des Homöopathen ist immer zum Wohle des Patienten

Dieses Nicht-Eingreifen des Homöopathen mag aus der Sicht des Patienten zunächst grausam erscheinen, ist jedoch, wie die Erfahrung zeigt, immer zum Wohle des Patienten. Alles dies gelingt aber nur, wenn der Patient dem Behandler vertraut, was positive Erfahrungen voraussetzt.

Diese Reaktionen treten selten auf

Glücklicherweise treten diese Reaktionen, die meist Ausdruck einer schweren inneren Erkrankung oder Hinweis auf eine Blockade sind, d.h. die Unfähigkeit des Organismus, auf das richtige Mittel zu reagieren, eher selten auf. Je behutsamer der Homöopath die Potenz und die Dosis wählt, desto seltener kommt es derartigen Verschlimmerungen. Vermeiden lassen sie sich jedoch nicht in jedem Fall.

Konsequente Behandlung

An eine derartige Reaktion muß sich dann eine konsequente Behandlung anschließen, die den Patienten langsam – es kann Jahre dauern – auf den Weg der Gesundheit zurückführt.

Heilung ist auch bei Krebs und Aids möglich

Heilung in diesem Sinne ist nicht nur auf Hauterkrankungen, Asthma und Rheuma beschränkt, sondern – dies zeigen bekannte Homöopathen – auch bei Krebs und Aids möglich.

Treten bei der Behandlung dagegen Symptome auf, die der Patient noch nie hatte, so ist dies meist ein sicherer Hinweis dafür, daß das verordnete Mittel nicht das Simile ist, es den Fall also nicht heilen kann. Im Einzelfall ist es jedoch sehr schwer, immer festzustellen, ob es sich um ein neues Symptom handelt, da alte Symptome auch in modifizierter Form auftreten können.

Alte Symptome können auch in modifizierter Form auftreten

Aufgabe eines erfahrenen Homöopathen

Diese Unterscheidung in alte oder neue Symptome ist Aufgabe eines erfahrenen Homöopathen und bedarf der Mithilfe des Patienten. Stellt es sich dabei heraus, daß der Kranke dieses Symptom wirklich noch nie hatte, ist das homöopathische Mittel sofort abzusetzen, und die Suche nach dem Simile beginnt aufs neue.

Bei langer chronischer Erkrankung lindert die Homöopathie

Wenn die Krankheit bereits in ihr letztes Stadium tritt oder eine chronische Erkrankung schon seit sehr langer Zeit besteht, so ist eine vollkommene Heilung oft nicht mehr möglich, insbesondere dann, wenn Gewebsveränderungen bestehen und der Patient schon älter ist. Hier hilft die Homöopathie, indem sie lindert.

Eine derartige Behandlung erfordert aber sehr viel Zeit vom Homöopathen, da eine tiefgehende konstitutionelle Behandlung des Patienten in jedem Fall vermieden werden muß, das heißt die Mittel vor allem an der Oberfläche wirken sollen. Der Vorteil der homöopathischen Mittel besteht dabei darin, daß lokale Leiden beseitigt werden, ohne die Abwehr zu belasten, und Schmerzfreiheit möglich ist, ohne die übliche Benommenheit durch Schmerzmittel.

Schwierige Heilung bei allopathisch verdorbenen Patienten

Neben dem Stadium der Krankheit und einer sehr geschwächten Lebenskraft ist auch noch ein anderer Faktor zu berücksichtigen, der die homöopathische Heilung zumindest erschwert. Wenn ein Patient lebenslang allopathisch behandelt wurde, Hautausschläge immer wieder »erfolgreich« unterdrückt und akute Entzündungen des öfteren mit Antibiotika behandelt wurden, oder wenn ein an Asthma leidender Kranker schon seit vielen Jahren täglich hohe Dosen Kortison einnimmt, so haben sich die Symptome meist derart verändert, daß die ursprüngliche Krankheit oft nicht mehr erfaßt werden kann. Das in seiner Funktion immer wieder gestörte Abwehrsystem produziert nur noch unklare Symptome, die Mittelwahl ist damit erschwert.

Im Lauf der Jahre können verschiedene Mittel zum Einsatz kommen

In einem solchen Fall geht es darum – ähnlich einer Zwiebel –, Schicht um Schicht abzutragen, um immer mehr zum Kern der Krankheit vorzudringen. Dies kann sich über Jahre hinziehen und erfordert immer wieder die Verordnung des Mittels, welches dem augenblicklichsten Zustand am ähnlichsten ist, so daß durchaus im Laufe der Jahre verschiedene Mittel zum

Einsatz kommen können, wobei jedes Mittel in der Regel Monate ungestört wirken soll. Besitzt der Patient genügend Geduld, diesen Weg mitzugehen, und sieht er in Heilungskrisen die Chance, die verlorene Gesundheit wiederzuerlangen, so tritt Heilung in greifbare Nähe.

Was stört die Mittelwirkung?

Was muß der Patient beachten, um die Mittelwirkung zu gewährleisten?

Kaffee stört die Mittelwirkung

Es zeigt sich immer wieder eine Empfindlichkeit der homöopathischen Mittel gegen bestimmte Substanzen. Besonders Kaffee stört die Mittelwirkung, so daß dieser für die Zeit der Mittelwirkung und eine gewisse Zeit danach dem Patienten verboten werden muß – von einigen Ausnahmen abgesehen. Das können Jahre sein, aber wer gesund werden will, der sollte auf eine solche Bagatelle verzichten.

Ätherische Öle und Kräutertees

Beeinträchtigt wird die Wirkung der Mittel auch von ätherischen Ölen und Kräutertees, so besonders von Pfefferminz- und Kamillentee, mentholhaltigen Salben bei Erkältungen, pfefferminzhaltiger Zahnpasta, stark duftenden Badezusätzen und ähnlichem.

Hier wieder ein Beispiel, das zeigt, daß dies in der Praxis eine große Rolle spielt:

Fallbeispiel

Ein 3jähriger Junge hatte sich erkältet, die Mandeln waren angeschwollen, der Hals war rot, er hatte Halsschmerzen und Husten. Der Schnupfen war dick und grün. Beim Husten wurde das Gesicht rot, und die Augen tränten. Er mochte nicht gern angefaßt oder angesprochen werden.

Ein eigentlicher Auslöser war der Mutter nicht bewußt; sie konnte sich nur noch daran erinnern, daß er in den letzten Tagen immer mit den bloßen Füßen auf dem kalten Boden herumgelaufen war.

Das verordnete Mittel, *Silicea* (Beschwerden durch

kalte Füße, mag nicht angefaßt werden, mag nicht angesprochen werden, Gesicht rot beim Husten, Tränen der Augen beim Husten), bewirkte innerhalb von 3 Stunden fast eine vollkommene Heilung, so daß das Kind am Abend mehr oder weniger gesund war.

Am nächsten Morgen meldete sich die Mutter und sagte, daß das Kind nachts wieder krank geworden sei. Da es wohl nicht am Mittel lag, suchten wir nach anderen Ursachen. Dabei stellte sich heraus, daß der Vater den Sohn am Abend wie an den Tagen zuvor mit einer mentholhaltigen Salbe eingerieben hatte. Die starken Dämpfe, die das Kind während der Nacht einatmete, hoben die Mittelwirkung auf. Daraufhin wurde *Silicea* nochmals wiederholt, das Einreiben mit der Salbe aber unterlassen, woraufhin das Kind sehr schnell gesund wurde.

Was im Einzelfall erlaubt und was verboten ist, richtet sich nach dem verordneten Mittel.

Zusätzliche Therapien können die Mittelwirkung zum Teil erheblich beeinflussen

Aber nicht nur Kräutertees, ätherische Öle und in den meisten Fällen auch Kaffee stören die Mittelwirkung bzw. heben sie auf, sondern auch zusätzliche Therapien können die Mittelwirkung zum Teil erheblich beeinflussen. Dies gilt vor allem für energetische Maßnahmen, wie Fußreflexzonenmassage, Ganzkörpermassage, Akupressur, Hypnose oder Autohypnose, längeres Fasten, bioenergetische Übungen. Ebenfalls störend wirken Röntgenaufnahmen und die schmerzbetäubende Spritze beim Zahnarzt.

Alles das kann die Mittelwirkung beeinflussen, ja aufheben, und alles das hat der Homöopath auch zu bedenken, wenn er bei der 2. Konsultation überprüft, ob eine Besserung eingetreten ist oder nicht. Wenn keine Besserung eintrat, wurde entweder das falsche Mittel verordnet, oder der Patient hob die Wirkung des Mittels auf.

Fallbeispiel

So litt zum Beispiel eine Patientin an einem heftigen, über den ganzen Körper verteilten Hautausschlag, der dem homöopathischen Mittel Graphites entsprach. Nach der Gabe dieses Mittels verschwand innerhalb von 4 Wochen fast der ganze Ausschlag. Nur an den Füßen blieb er trotz einer Wiederholung des Mittels bestehen. Was war geschehen?

Nun, Graphites ist ein Mittel, das sehr empfindlich auf Wein reagiert, und gerade an dieses Verbot hatte sich die Patientin nicht gehalten. Da nun aber Graphites, wenn es einmal gestört wurde, nicht so einfach wiederholt werden kann, mußte ein anderes, verwandtes Mittel eingesetzt werden, woraufhin der Ausschlag verschwand.

> Heilung setzt somit auch voraus, daß sich der Patient streng an die Anweisungen des Homöopathen hält.

Patient muß Reaktionen auf das Mittel genau beobachten

Eine weitere große Hilfe für den Arzt oder Heilpraktiker ist es, wenn der Patient die Reaktionen auf das Mittel so genau wie möglich beobachtet. Dies schärft einmal die Beobachtungsgabe des Patienten, so daß er künftig seine Symptome besser schildern kann, es gibt dem Behandler aber auch die Möglichkeit, beurteilen zu können, ob das Mittel wirklich das richtige war oder nicht.

Es gibt Fälle, bei denen die Mittelwirkung erst nach 4 Wochen einsetzt

So gibt es Fälle, bei denen die Mittelwirkung erst nach 4 Wochen einsetzt und sich dann nur darin zeigt, daß sich der Patient deutlich wohler fühlt, ohne daß es schon zu einer körperlichen Veränderung gekommen ist. Gerade in solchen Fällen kommt der Beobachtung durch den Patienten eine große Bedeutung zu, und gerade hier muß der Homöopath lernen, jede Veränderung zu erfassen; denn durch einen zu frühen Wechsel des Mittels können wichtige Symptome verschwinden, so daß die Mittelwahl erschwert, ja die Heilung vertan wird. Es heißt jedoch auf der Hut zu sein, denn der überängstliche Patient wird die kleinste Reaktion übertreiben, während ein verschlossener Mensch wichtige Veränderungen verschweigt.

Neben all dem ist der Therapeut aber auch – wie Hahnemann es nannte – »Gesundheits-Erhalter«,

»wenn er die Gesundheit störenden und Krankheit erzeugenden und unterhaltenden Dinge kennt und sie von den gesunden Menschen zu entfernen weiß.«

Gesunde Ernährung fördert die Heilung

Schweinefleisch und Wurst meiden

So fördert eine gesunde vollwertige Ernährung die Heilung wesentlich, während ein zu großer Fleisch-, vor allem Schweinefleischkonsum, zuviel Wurst und ein das normale Maß überschreitender Alkoholgenuß der Gesundheit abträglich sind. Ferner sollte man noch denken an eine Belastung des Schlafplatzes durch geopathische Zonen, ständige psychische Belastung in der Partnerschaft, am Arbeitsplatz oder durch Lärm, feuchte Räume und vieles mehr.

Abschließende Gedanken

Die Homöopathie besitzt – wie wir gesehen haben – die Fähigkeit, sowohl akute wie auch chronische Krankheiten zu heilen. Gerade die chronischen Krankheiten haben in diesem Jahrhundert aber in einem erschreckenden Maße zugenommen und stellen aus der Sicht der Schulmedizin ein fast unlösbares Problem dar. Nur die klassische Homöopathie ist in der Lage, diese Aufgabe zu meistern, indem sie die chronischen Krankheiten an der Wurzel anpackt. Sie besitzt die Fähigkeit, wieder Ordnung im Körper herzustellen, wodurch sie das Abwehrsystem wieder funktionsfähig macht und der Menschheit die Chance einer gesunden Zukunft zurückgibt.

Nur die klassische Homöopathie kann chronische Krankheiten heilen

Was dies für die Menschen bedeutet, wird uns erst dann bewußt, wenn wir wissen, daß fast mit jeder chronischen Krankheit auch eine Veränderung der Psyche einhergeht. Gerade auf diese psychischen Fehlhaltungen wirkt die Homöopathie ein und heilt damit die wahren Wurzeln der Krankheiten. Damit ermöglicht sie jedem einzelnen wieder ein kreatives Leben und gibt der Menschheit als Ganzes die Chance, die Zukunft zu meistern.

Homöopathie wirkt auf psychische Fehlhaltungen ein und heilt damit die wahren Wurzeln der Krankheiten

Sicherlich, der Zeitaufwand, der nötig ist, um die Homöopathie zu erlernen, steht ihrer Verbreitung immer noch im Wege. So gibt es wohl wenige Homöopathen, die wie Hahnemann »wagen, weise zu sein« und die seiner Auffordeung folgen: »Macht's nach, aber macht's genau nach.«

»Wagen, weise zu sein«

Schon Kent, einer der genialsten Interpreten der klassischen Homöopathie, sagte, daß von 100 seiner Schüler in der Regel nur einer ein wirklicher Homöopath werde, und hier haben sich leider die Zeiten nicht geändert. Der Beruf des Homöopathen setzt Berufung voraus, ist kein 40- oder gar 35-Stunden-Job, sondern bedarf des vollen Einsatzes aller Kräfte. Wer so arbeitet, der wird im Laufe der Jahre immer schneller das ähnlichste Mittel finden können.

Der Beruf des Homöopathen setzt Berufung voraus

In einer Zeit jedoch, in der man vergessen zu haben scheint, daß dem »Meister-Sein« immer Lehrjahre vorausgehen müssen, wo es nur darum zu gehen scheint, möglichst schnell möglichst viel Erfolg zu haben, ist dies kein attraktives Ziel. Hier ist es schon einfacher, intuitiv zu sein, ohne jedoch genügend zu wissen, sich nur an den charakteristischen Symptomen zu orientieren, ohne die Individualität des Falles zu erfassen, ja, hier scheint ein steter Wechsel zwischen allopathischem und homöopathischem Denken zeitgemäß und elegant.

Schafft es dagegen jemand, den Richtlinien Hahnemanns treu zu bleiben, so wird er, auch wenn er anfangs für jeden Fall mehr Zeit benötigt, zunehmend Erfolg haben, schon bald mehr als mit jeder anderen Methode. Darüber hinaus weiß er, und dies mag ihm die Kraft für die Arbeit geben, daß er von innen her heilt und nicht von außen unterdrückt.

Beschränkte Kapazität

Mag es dem Homöopathen mit der Zeit gelingen, den einzelnen Fall schneller zu lösen, so wird doch seine Kapazität immer beschränkt bleiben und es ihm unmöglich sein, 50 oder sogar 100 Patienten am Tag zu behandeln.

Diese Beschränkung ist jedoch lediglich quantitativ, qualitativ sind seiner Entwicklung keine Grenzen gesetzt. Denn je mehr es dem Homöopathen gelingt, in der Anamnese ganz anwesend zu sein, desto eher wird der Patient das erzählen, was ihm auf dem Herzen liegt.

Je mehr Erfahrung und Wissen der Homöopath hat, desto sicherer wird er das ähnlichste Mittel finden.

Patient muß beständig sein und Geduld haben

Seitens des Patienten setzt die Homöopathie Beständigkeit voraus. Wer jedes Quartal seinen Arzt oder Heilpraktiker wechselt, mal diesen, mal jenen »ausprobiert«, für den ist die Homöopathie zu schade. Sicherlich, der Homöopath, kann akute Leiden schnell behandeln, eine chronische Therapie dagegen, Heilung in der Tiefe, bedarf immer der Zeit und setzt seitens des Patienten Geduld voraus.

Der Patient, der alles schnell überwinden möchte, ist damit nicht reif für diese Heilweise. Aus den Augen, aus dem Sinn, dies ist das Motto, das heute das Handeln der meisten Menschen bestimmt. So wie der einzelne seine Hautausschläge unterdrückt, so wirft die Gesellschaft heute einfach ihren Wohlstandsmüll ins Meer, verseucht dieses durch chemische und radioaktive Abfälle, verpestet die Luft.

Wehrt sich dagegen einmal die Natur, sei es nun der Organismus des Patienten oder seien es die verseuchten Weltmeere, ob dieser dauernden Verdrängungen, dann sind beide erschüttert. Der Mensch kann es dann nicht fassen, daß er auf einmal schwer krank ist, wo vorher doch alles so schnell immer wegging, die Menschheit wird sich Problemen gegenübersehen, die sie doch immer so geschickt verdrängte und nie wahrhaben wollte. Erst wenn wir unser Wasser nicht mehr trinken können, die Fische zu giftig sind, um sie zu essen, die starke UV-Strahlung unsere Haut und unsere Augen zerstört und Naturkatastrophen die Erde verwüsten, werden wir – vielleicht zu spät – erkennen müssen, daß Verdrängung nicht zum Ziel führt. Gesundheit wird dann etwas sein, was wir nur noch aus der Vergangenheit kennen, kein kostbares Gut mehr, sondern nur noch Erinnerung.

Verdrängung führt nicht zum Ziel

Wir alle jedoch haben es in der Hand, daß die Menschheit diesem Schicksal entgeht und der einzelne gesund wird, doch dazu müssen wir umdenken. Die moderne Physik hat bereits umgedacht und zeigt uns, daß hinter der Materie ein tragendes Feld steht, letztlich alles Energie ist und jedes Teilchen Einfluß auf das

Ganze hat und umgekehrt. Mit anderen Worten: Wer eine Krankheit unterdrückt, verändert dadurch den ganzen Menschen, wer Abfälle ins Meer wirft, verändert die ganze Welt.

Bis dieses Wissen den Menschen erreicht, wird leider noch Zeit vergehen. Denn der Mensch der Gegenwart, der eine Technik schuf, die beim Beobachter Faszination und Angst zugleich weckt, ist immer noch, wie Forschungen zeigen, in seinem Verhalten geprägt durch das emotionale Korsett des Steinzeitmenschen. Diese alten Muster in uns bewußt zu überwinden, ist die Aufgabe des Menschen und der Menschheit, und sie wird zusehends zur Existenzfrage.

Gelingt es dabei dem Menschen, sich immer mehr als eine Einheit aus Körper, Fühlen und Denken zu erfahren, und erkennt er sich immer mehr als Teil des Ganzen, so hat die Menschheit Zukunft. Diesen Prozeß kann die klassische Homöopathie unterstützen, indem sie chronische Krankheiten heilt und in der Tiefe dadurch den Menschen wieder gesund macht.

Möge dieses Buch allen Kranken zeigen, daß es eine Möglichkeit der Heilung gibt, die in greifbarer Nähe ist. Wer dem Homöopathen offen gegenübertritt, wer lernt, sich zu beobachten, und bereit ist, all das zu erzählen, was für die Mittelfindung wichtig ist, kann geheilt werden.

Fallbeispiele

Fall 1

Eine 25jährige Patientin litt an Migräne. Die Anamnese ergab folgende Symtome: Die Migräneanfälle begannen vor 4 Jahren und traten mit unregelmäßigem Abstand immer wieder auf, um dann für fast 2 Jahre zu verschwinden. Seit einiger Zeit nun litt sie fast ununterbrochen an Migräne. Morgens war sie die ersten beiden Stunden beschwerdefrei, dann jedoch hatte sie das Gefühl, als ob das Blut in den Kopf schießen würde. Die pochenden Schmerzen wurden gegen Abend immer schlimmer. Wesentlich gebessert wurde die Migräne im Sitzen, so daß die Schmerzen fast vollkommen verschwanden, um mit dem Aufstehen sofort wiederzukommen. Die Kopfschmerzen traten von Anfang an im Bereich des Hinterkopfs auf.

Begonnen hatte das Ganze, als ihr Freund, der bei der Bundeswehr arbeitete, versetzt wurde. Der Kummer, der mit dieser Trennung verbunden war, belastete sie sehr, vor allem wohl deshalb, weil sie mit niemandem darüber sprechen konnte. Verbunden mit diesen Kopfschmerzen waren damals Übelkeit, Schlafstörungen und Depressionen.

Von dem homöopathischen Mittel *Natrium muriaticum* (Kopfschmerzen durch Kummer, Kopfschmerzen schlechter durch Aufstehen und besser durch Sitzen und morgens) in der LM 6 wurden jeden 3. Tag 3 Tropfen verordnet. Die Kopfschmerzen verschwanden relativ schnell. Später wurde noch einmal eine höhere Potenz des gleichen Mittels wiederholt. Seitdem ist die Patientin beschwerdefrei.

Fall 2

Eine 26jährige Patientin kam ebenfalls mit heftigen Kopfschmerzen in die Praxis. Die Kopfschmerzen traten etwa einmal in der Woche auf und waren bei Fön besonders schlimm. Bei besonderer Schwere waren sie mit Übelkeit verbunden, wobei dann Erbrechen die Kopfschmerzen besserte –

dies war jedoch selten der Fall. Fast immer war mit den starken Schmerzen ein Tränen der Augen und ein Fließen der Nase verbunden. Die Kopfschmerzen wurden durch Druck, Massieren der Schläfen und kalte Umschläge und durch frische Luft gebessert, während Sonnenbestrahlung und Lesen die Schmerzen verschlimmerten.

Die Migräne, die Patientin litt abwechselnd an Migräne und Kopfschmerzen, begann 1983. Sie war damals mit ihrer Freundin und ihrem ehemaligen Freund im Urlaub. Sie konnte sich noch sehr gut daran erinnern, daß sie sich über das Verhalten ihres ehemaligen Freundes sehr oft ärgern mußte. Die Kopfschmerzen begannen schon einige Jahre vorher, mit Einnahme der Pille.

Aufgrund der Symptome wurde *Pulsatilla LM 6* (Kopfschmerzen durch Gefühlserregung, Kopfschmerzen besser durch Druck und kalte Umschläge und schlimmer durch Sonnenbestrahlung), jeden 3.Tag 3 Tropfen, verordnet. Bereits nach einem Monat war die Patientin vollkommen beschwerdefrei. Die Kopfschmerzen und die Migräne traten seither nicht mehr auf.

Fall 3

Abschließend noch ein Migränefall, den ich ein wenig ausführlicher schildern werde: Die 29jährige Patientin litt seit ihrem 14. Lebensjahr an Migräne. Besonders auffällig war, daß die Schmerzen fast jedesmal vor einem Gewitter auftraten. Wenn die Patientin nicht rechtzeitig ein starkes Schmerzmittel nahm, dann waren die Schmerzen mit Übelkeit und Erbrechen verbunden. Während der Schmerzen war sie sehr reizbar und empfindlich gegen Geräusche. Das Liegen in einem dunklen Raum, der Druck auf die Schläfen taten gut, während sie beim Bücken das Gefühl hatte, als ob es ihr den Kopf zerreißen würde. Die Schmerzen zogen von den Schläfen und der Stirn in den Nacken und waren pulsierend.

Seit etwa 7 Jahren litt sie an einer Sonnenallergie, die mit Schwellungen an den Armen bis zu den Fingern verbunden waren. Es traten dann kleine Bläschen auf, die stark juckten, wobei kalte Umschläge dabei gut tate.

Seit dem 9. Lebensjahr hatte sie immer wieder Rückenschmerzen. Damals stürzte sie und zog sich anscheinend eine Fraktur zu, die nicht erkannt wurde. Diese Schmerzen wurden in der Rückenlage schlimmer.

Seit dem 15. oder 16. Lebensjahr traten regelmäßig Ödeme an den Unterlidern und unter den Unterlidern und an den Knöcheln auf. Die

Ödeme an den Augen waren vor allem abends schlimmer. Dies begann alles nach dem Tod ihrer Mutter, die sie sehr liebte.

Sie hatte nachts immer das Fenster geöffnet und ging gerne spazieren. Sie aß gerne Süßes. Sie trank morgens ihren Kaffee und tagsüber lieber kühle Getränke. Sie trank eher große Mengen auf einmal. Um den Hals vertrug sie nichts Enges. Einen Skirollkragenpullover konnte sie allerdings schon anziehen, eine geschlossene Bluse jedoch nicht vertragen. Die Wunden bluteten relativ lange. Wenn eine Leiter höher als 4 Meter war, dann wurde ihr schwindlig. Sie schwitzte leicht unter den Achseln und am Rücken, aber nicht übermäßig. Die Periode kam etwa alle 5 Wochen. Sie redete im Schlaf und schlief anscheinend fast nur auf der rechten Seite. Sie konnte unheimlich aufbrausend sein und hatte panische Angst vor Schlangen. Wenn es in der U-Bahn voll war, dann wurde ihr schon sehr unangenehm. Sie versuchte immer, pünktlich zu sein und erwartete das auch von anderen.

Da ich annahm, daß die Sonnenallergie konstitutionell bedingt war, konnten die Schwellungen und die Migräne sofort behandelt werden, wobei die Konstitution jedoch Berücksichtigung fand. Das homöopathische Mittel *Phosphor* (sehr aufbrausend, Furcht an hochgelegenen Orten, Furcht in Menschenansammlumgen, Schlaflage rechts), wieder in der LM 6, beseitigte nun relativ schnell die Schwellungen und die Migräneanfälle, die seit Einnahme des Mittels nicht mehr auftraten.

Fall 4

Ein 12 Jahre alter Junge litt an einem Hautausschlag. Vor etwa 2 Jahren wurde der Vater von Nord- nach Süddeutschland versetzt. Diese Umstellung war für den Sohn mit großen Schwierigkeiten verbunden, da er zum einen sehr unter dem Verlust seiner alten Klassenkameraden litt und zum anderen weder von seinen neuen Klassenkameraden noch vom Lehrer akzeptiert wurde. Dieser Kummer schien die Ursache der Krankheit zu sein. Der Hautausschlag trat vor allem um den Mund herum und am Handrücken, aber auch an den

Ellbeugen und am Rücken auf. Das Kratzten verschlechterte das Jucken, und danach traten gelbe Krusten auf. Die Haut war rauh. *Antimonium crudum* (Beschwerden durch Kummer, gelbe Krusten nach Kratzen) in einer LM 6, jeden 3. Tag 3 Tropfen, beseitigte relativ schnell den Hautausschlag, der seitdem nicht mehr auftrat.

Fall 5

Eine 20jährige Patientin hatte sich vor einigen Monaten erkältet. Einige Tage danach erlitt sie einen Atemanfall, welcher sowohl beim Einatmen als auch beim Ausatmen mit einem starken Atemgeräusch verbunden war. Dieses Geräusch erinnerte sie an das Quietschen einer Säge beim Schneiden von Holz. Der Husten war locker, verbunden mit einem Auswurf aus zähem Schleim. Auch noch nach Monaten traten diese Atemgeräusche immer wieder bei Anstrengung auf.

Ich verordnete damals *Spongia LM 18* (sägende Atemgeräusche, Auswurf zäh, Husten locker) – heute weiß ich, daß auch eine LM 6 genügt, um zu heilen. Nach etwa einem Monat war bereits eine wesentliche Besserung zu verzeichnen, nach 2 Monaten war die Patientin beschwerdefrei. Gleichzeitig verschwanden Blinddarmschmerzen und Herzbeschwerden, die schon seit Jahren bestanden und von denen sie mir nichts berichtet hatte.

Fall 6

Eine Patientin litt seit einigen Wochen an einem starken Husten. Sie hatte sich an Weihnachten erkältet und bekam seitdem beim Husten keine Luft mehr. Der Husten wurde im Liegen schlimmer. Wenn sie sich anstrengte, bekam sie keine Luft mehr und mußte husten, wobei sie das Gefühl hatte, daß es ihr den Kopf zerreißt. Das einzige, was besserte, war Sitzen und sich dabei nach vorne auf die Knie beugen. Jede Nacht erwachte sie gegen 2 Uhr und bekam dann einen Hustenanfall.

3 Kügelchen *Kalium carbonicum C 30* (Erwachen durch Husten um 2 Uhr, Husten schlechter im Liegen und Atemnot besser durch Beugen auf die Knie) wurden in Wasser aufgelöst und in regelmäßigen Abständen verordnet. Daraufhin schlief die Patientin die erste Nacht wieder durch und war nach etwa 2 Tagen fast beschwerdefrei. Die restlichen Zeichen der Erkältung verschwanden in den nächsten Tagen.

Fall 7

Ein 3 Jahre alter Junge litt immer wieder an Durchfällen. Schon seit etwa 2 Jahren bestanden diese Beschwerden. Der Stuhl war dann wie ein dünner Brei, ja sogar flüssig. Er trank gerne viel auf einmal, allerdings nie Kaltes. Was er sehr gerne trank, war Milch. Während des Stillens litt er eher an Verstopfung. Der Milchschorf bestand sehr lange. Mit 1 3/4 Jahren hatte er eine Ohrenentzündung, wobei sich der dünne und gelbe Eiter von selbst entleerte. Er fing auffallend spät an zu sprechen und schlief bei jedem Vollmond schlechter. Er hat noch nie durchgeschlafen, von einigen Nächten abgesehen. Er neigte zu Fußschweiß, war eifersüchtig auf seine kleine Schwester, schreite öfter, war eigensinnig und jammerte viel.

In diesem Fall wurde *Arsenicum album* (Eifersucht, Eigensinn, Jammern, schläft bei Vollmond schlechter und Durst nach großen Mengen) verordnet, das Konstitutionsmittel dieses Kindes. Bereits nach einigen Einnahmen verschwand die Durchfallneigung und trat seitdem nicht mehr auf.

Fall 8

Eine 26jährige Patientin litt seit 13 Jahren an Rückenschmerzen zwischen den Schulterblättern. Diese ziehenden Schmerzen traten nur nachts auf. Damals stürzte sie auf die Kante eines Schlittens. Gebessert wurden die Schmerzen durch Druck und Massage, verschlechtert durch Heben von Gegenständen. Sie glaubte, daß Kälte den Schmerzen guttäte, hatte es jedoch nie ausprobiert.

Rhus toxicodendron (ziehende Rückenschmerzen zwischen den Schulterblättern nachts, Rückenschmerzen besser durch Druck und schlechter durch Heben) beseitigte diese Schmerzen innerhalb eines Monats, die Patientin ist seitdem beschwerdefrei.

Fall 9

Ein 6 Jahre altes Kind litt seit Jahren an Bettnässen. In den letzten Wochen war es jede Nacht naß, manchmal sogar 2mal. Da das erste Mittel keine Wirkung zeigte, bestellte ich den Vater zu mir, in der Hoffnung, mehr über den Patienten zu erfahren, was sich glücklicherweise erfüllte.

Das Kind war sehr unruhig, neigte zu feuchten Händen und schwitzte sehr oft beim Einschlafen. Es trank lieber kalt. Abgesehen von seiner Ungeduld waren folgende Symptome auffällig: Er weinte wegen jeder Kleinigkeit, war extrem eifersüchtig auf seine kleine Schwester und neigte zum Eigensinn.

Durch das verordnete Mittel *Lycopodium* (Eifersucht, Eigensinn, Weinen wegen Kleinigkeiten, Ungeduld, Schwitzen beim Einschlafen) war das Kind bereits nach 1 Woche beschwerdefrei. Das Bettnässen trat seitdem nicht mehr auf.

Fall 10

Der 32jährige Patient litt seit etwa 1 Jahr an einer Psoriasis, die sich gerade in den letzten Wochen sehr schnell vom Kopf über den Rücken ausgebreitet hatte. Der Rücken war übersät mit großen roten Flecken, überall, vor allem am Kopf, litt er an schrecklichem Juckreiz. Wenn er kratzte, näßte der Ausschlag unter den Haaren. Begonnen hatte das Ganze mit einem roten Punkt am Haarrand.

Ferner ergaben sich noch folgende Symptome: Bei Zugluft bekam er leicht Schnupfen, er aß gerne Oliven und vor allem gerne salzig und süß und trank lieber kalt. Bei seinem Hemd konnte er nie den letzten Knopf schließen; das vertrug er nicht. Er konnte darüber hinaus ganz schön wütend werden und war leicht beleidigt, wie mir seine Mutter sagte. Besonders ausgeprägt war sein Ordnungssinn, er ist fast pedantisch.

Nach etwa 2 Wochen war durch *Natrium muriaticum* (pedantisch, Zorn heftig, leicht beleidigt, Verlangen salzig und süß) nicht nur die rasche Entwicklung gestoppt, sondern er war vollkommen beschwerdefrei. Eine derart schnelle Heilung ist darauf zurückzuführen, daß die Krankheit erst seit 1 Jahr bestand, eine länger bestehende Psoriasis benötigt manchmal sehr viel mehr Zeit.

Anmerkungen

1 Fritsche, Herbert: Samuel Hahnemann, Göttingen 1982, S. 26.
2 Fritsche, S. 43.
3 Fritsche, S. 72.
4 Fritsche, S. 78.
5 Fritsche, S. 166.
6 Fritsche, S. 230.
7 Fritsche, S. 234.
8 Fritsche, S. 264.
9 Fritsche, S. 287.
10 Fritsche, S. 52.
11 Fritsche, S. 79.
12 Fritsche, S. 156.
13 Thirring, Walter: Über die Urbausteine der Materie, Süddeutsche Zeitung.
14 Hahnemann, Samuel: Chronische Krankheiten, Bd. 2, Berg 1983.
15 Voegeli, Adolf: Die rheumatischen Erkrankungen, Heidelberg 1984, S. 113.
16 Voegeli, S. 113.
17 Voegeli, S. 113 f.
18 Kent, James T.: Zur Theorie der Homöopathie, Leer 1985, S. 155.
19 Hahnemann, Samuel: Organon der Heilkunst, Heidelberg 1981, S. 106.
20 Hahnemann, Samuel: Organon der Heilkunst, Berg 1985, § 100, S. 148.
21 Kent, James T., S. 238.
22 Hahnemann, Samuel: Organon der Heilkunst, Berg 1985, § 2, S. 63.
23 Voegeli, Adolf: Heilkunst in neuer Sicht, Heidelberg 1981, S. 138 ff.

Register

A
Abwehrsystem, Degeneration 65
Ähnliches heilt Ähnliches 15, 27, 32
Ähnlichkeitsgesetz 26 ff.
Ähnlichkeitsregel 14 ff.
Aids 65, 76, 104
akute Krankheiten 69 ff.
akuter Fall 52, 83
Alkohol 109
Alkohol, konzentrierter 45
Allgemeinsymptome 54, 86
Allopathie 17, 28 f.
allopathische Behandlung 105
Anamnese 48 ff.
Anamnese, Beispiel 62 f.
Anamnese, Grenzen 57 f.
Anamnese, Voraussetzungen 48
Arzneien, reine 34
Arzneimittelprüfung 16, 32 ff.
ätherische Öle 106
Atome 40

B
Bastardhomöopathie 19
Behandler 50 ff.
Behandlung, allopathische 105
Belastung, miasmatische 76 ff.
Beobachtungen 55
Berufung 111
Bibel der Homöopathie 18

C
C 1 44
C 2 44
C-Potenz 44
C-Potenzen 95
Causticum 89
Chinarindenversuch 14 f., 26 ff.
Cholera 20
chronische Krankheiten 74 ff.
chronischer Fall 52, 83
Computer 93 f.
Cullen, W. 14, 26

D
D-Potenzen 45
destilliertes Wasser 45
Diagnose 90
Diagnose, Bedeutung 58 ff.
Dynamis 42
Dynamisation 43

E
Empfindungen 51
Ernährung, gesunde 109
Erstverschlimmerung 43

F
Fehlhaltungen, psychische 110
Feld, elektromagnetisches 68
Frequenz 69

G
Geistessymptome 85
Gemütssymptome 54, 85
Gesundheit 39

H
Hahnemann, S. 10 ff., 74 ff., 86, 94, 97
Hautausschlag an den Händen 62
Hautkrankheit 68
Heilgesetz, fundamentales 15
Heilung, sanfte 97 ff.
Heilungsvorgang 97
Hering, C. 30 f.
Heringsches Gesetz 102
Homöopath, Aufgabe 29, 57
Homöopath, Beruf 111
Homöopath, Kapazität 111
Homöopath, Nicht-Eingreifen 104
Homöopath, richtiges Mittel finden 81 ff.
Homöopathie 17 ff., 28, 29 f.
Homöopathie, klassische 90, 110
Homöopathie, Wirkungsweise 46 f.
homöopathische Trivialliteratur 96

I
Impfungen 73 f.
Interpretation 49

K
Kaffee 106
Kapazität des Homöopathen 111
Kent, J.T. 65 f., 82 f., 91 ff., 110 f.
Kirlianphotographie 40
Komplexmittel 31
Krankheit 64 ff.
Krankheiten, akute 69 ff.
Krankheiten, chronische 76 ff., 110
Kräutertee 57, 106
Krebs 104
Küchler, H. 13
Kunstkrankheit 15

L
Lagusius, Leibarzt Kaiser Leopolds II. 16
Lebenskraft 38 ff.
LM-Potenzen 44, 94 f.

M
Materia Medica 14, 26, 35
Materie 40
Medikamenteneinnahme, zu lange 57
miasmatische Belastung 76 ff.
Miasmen 77
Mittelbild 35
Mittelwahl 50, 81 ff.
Mittelwirkung, Störung 106 ff.
Modalität des Symptoms 51 f.

N
Nachkrankheiten 77 f.
Normalität 86 f.

O
Öle, ätherische 106
Oragon § 1 67
Oragon § 100 94
Oragon § 153 86
Oragon § 2 97
Organon der Heilkunst 18
Organon der rationellen Heilkunde 18
Ort der Erkrankung 51

P
Paris 22 ff.
Patient 48 ff., 112
Patienten, schwer zu behandelnde 57 f.
Pille 57
Popp, F. 46
potenzierte Arzneien 19
Potenzierung 43 ff.
Potenzwahl 94 ff.
Psora 79 f.
Psoralehre 19
psychischen Fehlhaltungen 110
Pulsatilla 35, 89
Pulsatilla, Mittelbild 35, 36
Pulsatilla-Symptome 35

Q
Quantenfeldtheorie 41
Quarin 12

R
Reaktion 103 ff.
Reine Arzneimittellehre 33
Repertorisation 81
Repertorium 91 ff.
Rückenschmerzen 92 f.

S
Schlafverhalten 54
Schmerzmittel 29
Schulmedizin 59, 67, 69
Schüttelschläge 43
Schwarzenberg, Fürst 19
Schweinefleisch 16, 109
Selbstversuche 32
Simile 81 ff.
Similia similibus curentur 15, 27
Störungen, psychische 68
Streß 34
Sykose 77
Sykosebelastung, Symptome 78 ff.
Symptome 85 ff., 92 f.
Symptome, alte 102 f., 104
Symptome, lokale 86
Symptome, pathognomonische 59
Symptome, typische 59
Symptome, wichtige und unwichtige 59
Syphilis 77
syphilitische Belastung, Symptome 78

T
Themenbereiche, wichtige 54
Therapien, unterdrückende 72 f.
Therapien, zusätzliche 107
Tierversuche 32
Trivialliteratur, homöopathische 96
Typhusepidemie 18 f.

U
Unterredung, erste 48
Untypisches 90
Ursache, auslösende 83 f.

V
Verdrängung 112
Verdünnung der Mittel 43
Vitamine 57
Vorbehandler 82

W
Wahrnehmung, reine 35
Wasser, destilliertes 45
Wurst 109

Z
Zeitdauer der Erkrankung 51
Zeitpunkt des Auftretens der Erkrankung 51

Meine eigenen Erfahrungen

Meine eigenen Erfahrungen